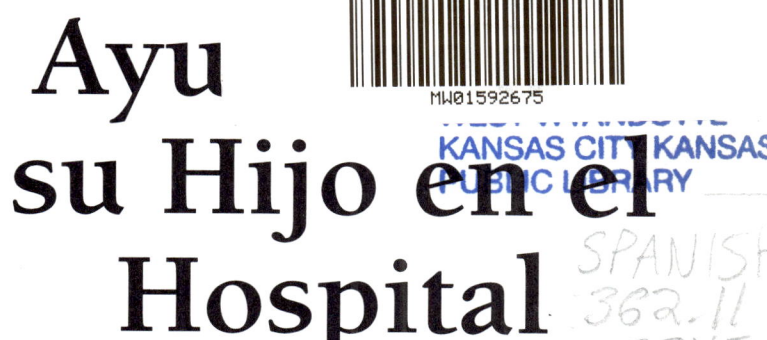

Ayu su Hijo en el Hospital

Una Guía Práctica para los Padres

Nancy Keene

*Translated by Mario and Oralia Tercero,
and the PlaneTree Health Library, San Jose, CA.*

O'REILLY®

*Beijing • Cambridge • Farnham • Köln • Paris • Sebastopol •
Taipei • Tokyo*

Ayudando a su Hijo en el Hospital: Una Guía Práctica para los Padres (Helping Your Child in the Hospital: A Practical Guide for Parents) by Nancy Keene

Copyright © 2002 O'Reilly & Associates, Inc. All rights reserved.
Printed in the United States of America.

Published by O'Reilly & Associates, Inc., 1005 Gravenstein Hwy, Sebastopol, CA 95472.

Editor: Linda Lamb

Production Editor: Tom Dorsaneo

Cover Designer: Kristen Throop

Printing History: June 2002: First Edition

Este libro tiene la intención de educar y no debe ser usado como una alternativa para cuidado profesional. Si bien nosotros pusimos todo nuestro esfuerzo por asegurar que la información presentada es correcta al momento de la publicación, no hay garantía que esta información se mantendra vigente al pasar el tiempo. Médicos profesionales apropiados deben ser consultados antes de adoptar cualquier procedimiento o tratamiento discutido en este libro.

This book is meant to educate and should not be used as an alternative for professional medical care. Although we have exerted every effort to ensure that the information presented is accurate at the time of publication, there is no guarantee that this information will remain current over time. Appropriate medical professionals should be consulted before adopting any procedures or treatments discussed in this book.

Library of Congress Cataloging-in-Publication Data:

Keene, Nancy.
    [Helping your child in the hospital. Spanish]
    Ayudando a su hijo en el hospital : una guía práctica para los padres / Nancy Keene. — 1st ed.
        p. cm.—(Patient-centered guides)
    Includes bibliographical references.
    ISBN 0-596-50012-2
    1. Children—Hospital care. 2. Sick children—Psychology. 3. Parent and child. I. Title. II. Series.

RJ242.K4418 2002
362.1'.1'083--dc21   2002066218

This book is printed on acid-free paper with 85% recycled content, 15% post-consumer waste. O'Reilly & Associates, Inc., is committed to using paper with the highest recycled content available consistent with high quality.

[M]

Tabla de contenidos

Introducción

¿Porque tengo que ir al hospital? ¿Me dolerá? ¿Me dejarás en ese lugar? ¿Cuánto tiempo estaré? Estas son algunas de las preguntas que su hijo puede hacer antes de un viaje al hospital. Los hospitales son lugares fascinantes, pero algunas veces producen miedo a los niños. Están llenos de camas con barras, máquinas ruidosas y adultos extraños. Su hijo puede estar enfermo o lastimado cuando entra por primera vez a este nuevo lugar extraño. El también podría estar muy preocupado.

Para los padres, llevar a su hijo al hospital puede ser alarmante también. Usted podría poner a su hijo en otras manos y usted podría pensar que no hay manera de que su hijo pierda el miedo. De hecho, usted puede hacer mucho para preparar a su hijo tanto física como emocionalmente. Usted puede aprender acerca de la enfermedad o herida de su hijo y contestar sus preguntas honestamente. Usted puede ayudar a su hijo a sentirse seguro y cómodo. Usted puede trabajar en compañía del equipo médico para darle a su hijo lo mejor que la medicina le puede ofrecer. También como "ojos y oídos extras" en el hospital, usted puede ayudar a prevenir errores.

Sabiendo como es el hospital puede hacerse muy fácil ir a él. Para eso es este libro: para ayudarle a usted y su hijo a prepararse y superar la experiencia en el hospital. Mas de cuarenta

padres de familia comparten historias acerca de la hospitalización de su hijo y ofrecen consejos basados en sus experiencias.
Ellos cuentan como contestaron las preguntas de sus hijos,
aclarando los conceptos erróneos y preparándolos para seguir.
Sus historias demuestran lo bien que la preparación transforma
muchos miedos en curiosidad y cooperación.

Estos veteranos del hospital pueden ayudarle a usted y su hijo
a saber que esperar cuando van al hospital. Ellos comparten
métodos para hacer las rutinas del hospital predecibles e incluso
divertidas. Consejos para tomar las pastillas, para tener rayos X
y como aguantar las inyecciones intravenosas pueden hacer estos
procedimientos más fáciles. Decorando la habitación del hospital y visitando terapeutas de juegos hará la estadía de su hijo
más animada. La tranquilidad y paz mental de la familia puede
aumentar enormemente una vez que usted haga un trabajo en
conjunto con los doctores y enfermeras de su hijo. Sabiendo
que esperar ayudará a tranquilizar los miedos y le dará la auto-
ridad de ser un fuerte apoyo para su hijo.

Ser el apoyo de su hijo puede ser un nuevo papel para usted.
Este libro le ayudará a trabajar más efectivamente con el personal médico para discutir como:

- **Hacer un plan.** Considerar que traer al hospital, como preparar a su hijo, formas de ajustar su horario de trabajo y el trato
  con la escuela de su hijo.

- **Educarse.** Aprenda todo lo que pueda acerca del tratamiento,
  cirugía, doctores, hospitales y como encontrar materiales que
  le ayuden a preparar a su hijo.

- **Comunicarse.** Trabaje con la familia, amigos, doctores y
  enfermeras para construir un equipo que se enfocará en el
  cuidado de su hijo. Asegúrese que el doctor de su hijo escuche sus preocupaciones y que usted comprenda al doctor.

- **Sea un ejemplo.** Aprenda como otros padres apoyaron a sus hijos y se hicieron cargo de los cambios de comportamiento en sus hijos durante y después del viaje al hospital.

Todas las familias son distintas. La visita de sus hijos al hospital puede ser breve, al contrario a otros niños que pueden estar en el hospital por meses. Porque cada familia tiene necesidades diferentes, este libro le presenta variedad de sugerencias e historias. Usted será capaz de escoger, entre cientos de sugerencias, las cosas que más le ayudarán a su hijo. No espere seguir las sugerencias de los cuarenta padres de familia—usted puede estar mas abrumado que fortalecido. Piense en este libro como un simple menú rico en opciones.

Este libro cubre visitas a la sala de emergencia de poco tiempo y de hospitalizaciones largas. La información que aplica a todas las familias esta localizada al principio de cada capítulo. Sugerencias especificas para familias cuyos hijos tengan heridas serias o enfermedades de larga duración se ofrecen separadas, así usted pueda leer las partes que estén relacionadas a su situación particular.

En esta traducida edición, nosotros incluimos un diario donde los niños pueden expresar sus sentimientos acerca de la hospitalización por medio de palabras y dibujos. Este diario puede dar al niño algún control sobre la experiencia y permitir a los padres intuir como sus hijos perciben que esta sucediendo. Después de la visita al hospital, el diario puede ayudarle a recordar de una manera mas real, en vez de ser abrumante, extraño o un mal recuerdo.

Al final del libro hay dos secciones de recursos que enlistan los libros para padres de familia y niños de todas las edades. Las organizaciones que pueden ayudar a las familias con hospitalizaciones están también incluidas. Una lista de equipaje para hacer la maleta, preparada por veteranos que han estado en hospitales muchas veces le ayudará a decidir que llevar con usted.

Usted conoce a su hijo mejor que nadie. Con ese conocimiento y con el consejo de los cuarenta padres que han estado allí, usted estará equipado para preparar el viaje de su hijo al hospital, que se mejore lo mas pronto posible y luego que regrese a casa.

CAPITULO 1

Antes de irse

LA MAYORIA DE PADRES DEBEN ESTAR FELICES de que no han tenido que llevar nunca sus hijos al hospital. Los hospitales pueden ser ruidosos, lugares abrumadores que asustan a los niños (y algunas veces a los padres). La estadía en los hospitales puede ser extraordinariamente cara, aun cuando la cobertura del seguro sea buena. Pero preparándose bien y teniendo la información necesaria antes que su hijo vaya al hospital puede convertirse en una experiencia más fácil para usted, su hijo y su familia.

¿Es necesaria la hospitalización?

En emergencias, usted puede que no tenga tiempo para preguntar a su doctor sobre la hospitalización de su hijo. Pero, en muchas circunstancias, usted puede discutir con su doctor por adelantado las razones de la hospitalización. Planear bien incluye hacer algunas preguntas importantes cuando su doctor recomienda la hospitalización:

- ¿Por que es necesaria la hospitalización?
- ¿Hay alguna forma de hacer una cirugía sin hospitalización?
- ¿Quién llevará a cabo el procedimiento de cirugía?
- ¿Cuales son los riesgos? Si hay alguno.

- Por favor explique el proceso en detalle y en lenguaje que sea entendible para mí.
- ¿Hay libros, folletos o videos disponibles que expliquen el procedimiento de la cirugía?
- ¿Hay alguien del personal especialista en niños que me pueda ayudar a preparar a mi hijo?
- Si no es así, ¿Hay algún padre con experiencia que pueda hablar conmigo acerca de la preparación de mi hijo?
- ¿Puedo estar con mi hijo durante el procedimiento?

Trate de tener suficiente información que le ayude a usted y a su hijo para prepararse para tratamientos y procedimientos médicos. Sabiendo que esperar puede disminuir sus niveles de ansiedad así como los de su hijo.

> *Cuando a Clara le quitaron sus amígdalas, fue una emergencia sin hospitalización. Al principio yo estaba sobresaltada de que ellos enviaran a mi hija a casa después de unas pocas horas. Pero ahora insistiría que fuera así cuando sea posible. Pienso que es mejor estar en casa siempre que sea posible. Es más conveniente y el niño puede beneficiarse de estar rodeado del ambiente familiar y la comodidad del hogar.*

Obtenga una segunda opinión

Concientemente para los doctores es agradable que les consulten y motivan a las personas a buscar una segunda opinión. En la medicina hay muchas áreas indefinidas donde el buen juicio y la experiencia son tan importantes como el conocimiento. Muchas compañías aseguradoras requieren una segunda opinión. Si, después de discutir con el doctor, usted todavía está inquieta acerca de algunos aspectos del cuidado médico de su hijo, no dude en buscar otra opinión.

Hay dos maneras de obtener una segunda opinión: ver otro médico o preguntar al especialista de su hijo para disponer de una segunda opinión multidisciplinaria. Muchos padres de familia obtienen una segunda opinión antes de adelantarse a cualquier tratamiento rutinario o de emergencia. Usted no necesita hacer esto en secreto. Explíquele al médico de su hijo que antes del proceso, a usted le gustaría tener una segunda opinión.

Trate de encontrar a un médico independiente que provea una segunda opinión; doctores que comparten una práctica o que se dan referencias regularmente uno al otro pueden tener una mirada de desacuerdo con sus colegas. Para permitir un análisis profundo, prepare copias de todos los registros enviados anteriormente al especialista que le dará la segunda opinión.

Algunas veces con enfermedades o heridas complejas, un grupo de médicos se reunirá para revisar el caso. Pregunte a su doctor acerca de este tipo de revisión multidisciplinaria si usted cree que su hijo necesite una.

Los padres, muchas veces dudan en sugerir una segunda opinión porque están temerosos de ofender al doctor o crear hostilidad. El doctor de su hijo no debe de resentirse si usted desea una segunda opinión. Si el doctor se resiste, explíquele sus necesidades de una segunda opinión para sentirse cómoda acerca del procedimiento del tratamiento.

> *Cuando el doctor de Iván recomendó una cirugía*
> *para corregir sus ojos, que empezaban a juntarse*
> *yo estaba muy renuente pues Iván era muy pequeño.*
> *El doctor me dijo que sin la cirugía, sus ojos podían*
> *empeorar y podían no ser tratados en el futuro. Yo*
> *hable con muchas personas hasta obtener una segunda*
> *opinión. Hasta ese momento, nos sentimos más*
> *cómodos para someterlo a la cirugía.*

Encuentre un especialista

Regularmente un niño que será hospitalizado necesitara un especialista que le realice la cirugía, que le dé anestesia, o que provea otros tratamientos. Sus opciones de especialistas podrían ser limitadas por el hospital, tiempo restringido, el seguro o restricciones del HMO (Organización para el Mantenimiento de la Salud). Usualmente el médico de cabecera de su hijo recomienda un especialista apropiado. Cerciórese que su seguro cubrirá el especialista de su agrado.

> *Nosotros tuvimos una excelente relación con el oncólogo que se nos asigno. Él mezclo perfectamente la ciencia y el arte de la medicina. Era de maneras cálidas, era extremadamente profesional y era muy sencillo platicar con él. Él discutía conmigo artículos que yo traía, aunque estuviera ocupado, nunca nos sentimos apresurados. Yo me reí cuando vi que él había escrito en el registro, "La madre hace innumerables y apropiadas preguntas."*

La siguiente lista le ayudará a sentirse cómoda con los especialistas recomendados. Si usted tiene tiempo, asegúrese que el especialista de su hijo:

- Es miembro certificado. Esto significa que el especialista ha pasado rigurosos exámenes escritos y orales administrados por los miembros examinadores en su especialidad. Usted también puede llamar al American Board of Medical Specialties al (800) 776-2378 para ver si el especialista es un miembro certificado.

- Establezca una buena relación de confianza con su hijo.

- Se comunique claro y compasivamente.

- Conteste las preguntas usando un lenguaje que sea fácil de entender.

- Consulte con otros doctores acerca de los problemas complejos.
- Haga que todos los resultados de los exámenes estén disponibles.
- Le deje participar en el proceso de toma de decisiones.
- Respete sus valores.

Muchas veces el especialista que el doctor de cabecera recomienda es una buena decisión y la familia encuentra fácil la comunicación con él, además es muy competente y cuidadoso. Si usted no desarrolla una confianza mutua con el especialista recomendado a usted, pregunte por otro o busque otro doctor.

> Mi hija tenia un dolor debilitante pero su ginecólogo no se preocupo. Cuando yo le pregunte como se le iba a tratar, el doctor dijo "Oh, ella tendrá que vivir con eso." Entonces le hable a The Endrometriosis Society y conseguí nombres de varios especialistas. Les pregunté a las enfermeras que conocía si sabían ellas a quien recomendarme y también hable al piso de ginecologia en el hospital por recomendaciones. El nombre de la misma doctora estaba en casi todas las listas. Hemos ido con ella durante diez años. Ella es absolutamente fabulosa y significa todo para nosotros.

Haga un plan

Comience a planear la hospitalización de su hijo tan pronto como sepa que es necesaria. Hasta una estadía corta puede ser fisicamente agotadora y emocionalmente difícil, por lo que tome tiempo para visitar el hospital.

- Investigue la propuesta médica del procedimiento o la cirugía. A menudo un amigo o miembro de la familia puede ayudarle a encontrar el mejor doctor, hospital y equipo para llevar a cabo la cirugía, hágase parte bien informada del equipo medicos.

- Disponga el cuidado de sus otros hijos. Esto debe hacerlo con alguien que ellos conozcan y que le guste ayudar cuidándolos en su rutina normal (escuela, lecciones, deportes). También, el cuidado de los niños debe de ser flexible en caso de que usted necesite estar mas tiempo de lo planeado en el hospital.

- Planee como mantendrá sus labores domesticas al día. Encuentre un amigo o vecino que alimente a los animales, riegue las plantas y recoja el correo.

- Tome tiempo libre en el trabajo y la escuela. Hable con la maestra de su hijo acerca de mantenerlo al corriente mientras el esta hospitalizado.

- Haga una lista de números de teléfonos y nombres de personas que usted pueda llamar para obtener ayuda. Algunas veces usted puede designar a una persona para hablarle a otras y compartir noticias, coordinar la comida y el cuidado de los niños.

- Defina que equipos y servicios el hospital tiene disponibles como cuartos de juego, refrigeradores para la comida de los padres o estaciónamientos especiales para periodos largos.

- Empaque antes de tiempo. Algunas veces su hijo necesitara ayuda para escoger ropa, juguetes y libros para llevar al hospital. (Use la *Lista de empaque* que aparece al final del libro para tener ideas de que llevar).

- Planee como preparar a su hijo y a sus hermanos para las visitas. Considere si a su hijo le ayudara un recorrido al hospital, una plática con el doctor o una plática con otros pacientes que han pasando por un tratamiento similar. Usted puede visitar la biblioteca para encontrar libros acerca de la enfermedad o lesión de su hijo o acerca de estadías en el hospital. (Las secciones de recursos al final de este libro contienen sugerencia de lectura.)

Mi hija ha sido hospitalizada dos veces para controlar sus ataques epilépticos. Para prepararme yo fui a la biblioteca y tome todos los libros que ellos tuvieran referente a estos ataques. Le pregunte al neurólogo si el tenia algún libro que me recomendara. Luego fui con una enfermera escolar y le pedí que le diera mi nombre y mi numero de teléfono a otros padres de niños que hallan tenido ataques epilépticos. Yo contacte la Epilepsy Foundation y ellos me mandaron una gran cantidad de literatura y una lista de contactos. Hablar con otros padres y leer los libros realmente nos ayudo a planear su cuidado medico.

CAPITULO 2

La sala de emergencias

LOS DOCTORES EN LA SALA DE EMERGENCIA tratan traumas y heridas serias todos los días. Con frecuencia, especialmente los viernes y sábados en la noche, la sala de emergencia esta llena. Los doctores y enfermeras en la sala de emergencia están trabajando bajo presión y puede que no tengan tiempo de hacer su visita confortable. Por consecuencia, el cuidado medico puede resultar impersonal. Y durante tiempo muy ocupado, tratamientos que no son muy urgentes pueden ser lentos.

Evite la sala de emergencias

Trate de evitar la sala de emergencias todo lo posible. Su doctor de cabecera o una clínica muchas veces lo pueden tratar más rápido y eficientemente que en la sala de emergencias. Y su doctor de cabecera es de más confianza y probablemente menos caro.

Muchos padres también tratan de evitar llevar a sus niños al hospital en una ambulancia. En algunas áreas, las ambulancias publicas son gratis; en otras regiones, el viaje más corto en ambulancia puede costar cientos de dólares. No maneje usted mismo si la emergencia es de urgencia, si su hijo necesita ser tratado durante el viaje, o si usted esta muy preocupada para manejar segura. Cuando dude, llame a la ambulancia.

Una tarde mi hija de tres años de edad, Julia, se
cayó del sofá, se golpeó su cabeza en el piso, y se
desmayó por unos segundos. Yo la levanté, tomé a mi
hijo de cinco años, y fui a la sala de emergencias. Nos
registramos y después esperamos por más de dos horas.
Mis hijos estaban exhaustos de llorar. Cuando yo le
pregunté a la recepcionista cuanto tiempo mas
tomaría, ella dijo, "Ellos estarán en un momento con
usted." Julia vomito, y nosotros todavía esperamos
media hora más antes de que ellos finalmente nos
vieran. Nosotros estuvimos allí hasta la una y media
de la mañana. Fue horrible.

Llame a su doctor

Llame a su doctor antes de que vaya a la sala de emergencias si el tiempo lo permite. El debe estar disponible para sugerir un tratamiento que omita la sala de emergencias del todo. Si usted debe ir, el doctor debe estar disponible para encontrarla allí. Además de sentir una presencia confortable, su doctor puede proveer una segunda opinión, una referencia o información pertinente acerca de la historia medica del niño.

Puede también ayudar el traer su esposo u otro adulto que actué como intercesor por ratos para confortar a su hijo. El intercesor puede llamar a familiares o empleados, llenar hojas de trabajo y hacer preguntas. Teniendo presente otro adulto le permite a usted estar al lado de su hijo y así poder atender sus necesidades.

Un día recibí una llamada a mi trabajo; Pablo
se había caído y se había cortado el mentón.
Inmediatamente llamé a nuestro doctor de cabecera.
Él nos dijo que fuéramos a emergencias y él nos

encontraría allí. Nosotros confiamos en que el doctor
no nos dejaría esperando. La conexión personal con el
doctor hizo que no nos trataran como un numero más.

Traiga algo que hacer

Las salas de emergencia tratan los casos más urgentes primero. Dependiendo de la cantidad de pacientes y las necesidades de su hijo, usted puede esperar horas para ser tratado.

Inclusive si usted tuvo poco tiempo para traer a su hijo, trate de llevar algo que conforte y distraiga a su hijo: algo con figura de animal, un libro familiar, algunos colores o un juego de computadora. Si usted no tiene tiempo para traer nada, pregunte en el escritorio de la sala de emergencias. Algunas salas de emergencia guardan algunos juguetes para esas ocasiones.

Usted también debe tratar de explicar a su hijo que va a pasar durante la visita. Incluso si usted no conoce los detalles, puede explicarle que el doctor lo examinará y hará lo posible para hacerlo sentirse mejor.

Manténgase con su hijo

Donde quiera que su hijo este en la sala de emergencia, el debe tener un padre tranquilizador. Algunas veces, el personal tratará de mantenerle fuera de las áreas de tratamiento. Los doctores y enfermeras se preocupan de que el estar usted en medio pueda aumentar la agitación del niño y si usted es muy emotiva esa puede ser una preocupación valida, aun así, usted puede insistir en quedarse con su hijo si usted esta calmada. Use su buen juicio—si su hijo esta inconsciente o ha sufrido un trauma severo, usted puede decidir esperar afuera.

Pero la mayoría de lesiones y enfermedades no son severas, y su hijo probablemente se sentirá mejor si usted está presente y no con otra persona. Usted le proveerá mucha confianza tomándole la mano, cantándole o suavemente explicándole lo que esta sucediendo.

Cuando usted llega a la sala de emergencias, usted tendrá que llenar papeles incluyendo historia medica e información de su seguro. Esto le puede llevar mucho tiempo y si su hijo tiene lesiones serias, al personal del hospital le gastará empezar con el tratamiento inmediatamente. Usted puede decirle a su esposo o a un amigo que se encargue del papeleo o se lo lleve al cuarto de examinación.

> *Cuando el doctor manipuló el hueso roto, yo me mantuve en contacto con Aurora por medio de la mirada. Yo fui lo más fuerte que yo pude. A un punto, le sostuve el pie. Le ayude a estar calmada y sentirse conectada. Estuve en sus pies cuando ellos estaban trabajando en su cabeza. Estuve donde ellos no estaban.*

Trabajando con el personal

Es una buena idea el establecer relación de confianza mutua con el personal de la sala de emergencia inmediatamente. Esto significa estar en calma, hacer preguntas, proveer información correcta y delicadamente hacerle saber al personal que usted está presente. Antes de dar permiso para medicamentos, asegúrese que usted le diga al personal acerca de medicamentos que su hijo ha tomado, por ejemplo, un inhalador de asma o antihistamínicos. Vea el capítulo 6, *Communicándose con el personal,* para más información acerca de los derechos de tener un traductor y materiales escritos disponibles en el lenguaje con el que usted se sienta más comoda.

Respetuosamente pregúntele al doctor que es lo que están haciendo y el porque. Trate de entender el tratamiento que se le hará a su hijo de la enfermedad o lesiones. Si usted no está de acuerdo con el tratamiento, pregunte por otra opción. En hospitales grandes, los primeros doctores son doctores residentes. Pregunte si puede ver al encargado de residencia o medico general, si usted cree que otra opinión es necesaria (los diferentes tipos de doctores en hospitales de enseñanzas están explicados en el capitulo 5, *Reconociendo el personal*).

Si su hijo se va a casa con usted, pídales todas las instrucciones por escrito—pueda que no las recuerde mas tarde. Usted también puede preguntar acerca de:

- Posibles complicaciones relacionadas con el medicamento.
- Efectos, como inflamación o fiebres, que pueden ocurrir en un futuro y cuando debe llamar acerca de estos síntomas.
- Tratamiento especial de puntadas, vendajes o yeso.
- Si debe hablarle al doctor de cabecera para hacer citas.

No espere para hablar a emergencia o a su doctor de cabecera si algo no le parece normal con su hijo cuando regrese a casa.

> *Una noche, llevamos a nuestra hija de dieciocho meses, que tiene diabetes, a la sala de emergencia por una súbita y severa infección de oídos. Yo había revisado su nivel de azúcar y estaba bien. Pero cuando escucharon "diabetes" inmediatamente empezaron a sacarle sangre y a ponerle una bolsa de orina. Pero yo les dije, "Paren un momento y escúchenme" después que les expliqué, ellos solo se preocuparon por la infección.*

Sea una figura modelo

Su hijo le observa por pistas acerca de como comportarse. Si usted esta emocionalmente desequilibrada o remilgosa, su hijo seguramente se sentirá mal en la sala de emergencia. Haga lo posible de estar calmada y fuerte. Si la sangre le estorba, vea hacia otro lado. Si se siente que se desmaya, ponga su cabeza entre sus rodillas o salga del cuarto.

Muchos padres pueden sostener sus emociones hasta que su hijo sale de peligro. Pero no se sorprenda si usted siente la necesidad de llorar cuando todo esta terminado.

> *Ella se quebró su muñeca derecha y le causó algo que ellos llamaron una deformación significante. Pero cuando el doctor trabajó en ella, yo traté de no mostrarme alarmada o sobresaltada. Yo traté de mantener una facción calmada por si ella estaba tratando de leer mi cara, yo estaba más o menos inescrutable. Cuando es mi niña y yo no quiero asustarla; yo me convierto en una mamá guerrera.*

Quedándose en el hospital

A veces su hijo esta seriamente enfermo o muy lastimado para ir a casa después de una visita a la sala de emergencia. Los doctores entonces, le recomendarán que su hijo sea ingresado al hospital. Su hijo será movido a otro piso y será llevado a un cuarto, algunas veces solo, otras veces con otros niños. Usted siempre puede preguntar si hay un cuarto individual disponible. Usted debe preguntar a su compañía de seguro si un cuarto individual puede ser cubierto si no es exigencia medica.

De nuevo, trate de permanecer con su hijo cuando sea admitido. Use el teléfono del cuarto para avisar a su familia y a su trabajo. Si usted llego sin ropa, juguetes o libros para su hijo, busque a alguien que le pueda traer esas cosas al hospital. También pida que le traigan ropa y cepillo de dientes para usted si se va a quedar durante la noche.

Cuando su hijo este ubicado, una enfermera probablemente vendrá al cuarto, iniciará un reportaje y tomará los signos vitales (presión arterial, latidos del corazón, respiración). La enfermera puede talvez pedirle que repita alguna información que usted ya dió al personal de emergencia. Esto puede parecer repetitivo, pero en la sala de emergencia algunas veces abrevian la información que usted les da. Puede también que usted halla olvidado un detalle importante en la sala de emergencia. Es importante para ambos, usted y el encargado del niño, el proveer información y contestar preguntas.

La enfermera también debe explicar que es lo que va a pasar esa noche. Por ejemplo, si su hijo tiene una conmoción cerebral, puede que la enfermera necesite despertarlo cada hora. Si la enfermera no le explica el procedimiento de la primera noche, no vacile en preguntar.

Mi hija de siete años de edad tenia un prolongado y complicado ataque, fue admitida al hospital a la sala de emergencia. Yo le asegure que estaría con ella y que la cuidaría. Le dije que el hospital podía ser estresante pero que trataríamos de hacer algo divertido. Le dije lo bonito que seria ver televisión todo el día en la cama. Encontramos un juego de Nintendo (un gran obsequio) y mi esposo trajó algunos juegos y libros de colorear. Las cosas divertidas realmente le ayudaron a ser fuerte.

CAPITULO 3

Preparando a su hijo

LOS NIÑOS QUE ESTAN BIEN PREPARADOS para las visitas al hospital se sienten cómodos y a veces emocionados cuando tienen que ser hospitalizados. Los niños que no están acostumbrados a lugares extraños o sienten incomodidad a los procedimientos médicos pueden ser más difíciles de tratar y pueden tener un trauma emocional al volver a casa.

Ayuda por parte del personal del hospital

Usted puede encontrar muchos recursos en la oficina de su doctor, en la biblioteca o en el hospital que le ayudarán a preparar a su hijo para su visita. Algunos doctores proveen videos para explicar la cirugía y otros procedimientos en términos que su hijo entienda.

Muchos hospitales infantiles emplean especialistas en niños que pueden ayudarle a actuar los procedimientos usando muñecos e instrumentos de juguete. Los hospitales también tienen trabajadoras sociales y consejeros. Expertos para explicar como trabajan y contestar las preguntas que su hijo tenga. Tan pronto como sepa que su hijo estará un tiempo en el hospital, pregunte a su doctor por estos servicios especializados.

*Mateo estaba en sexto grado y estaba preocupado
por la cirugía y porque le pondrían un catéter. La
especialista en niños le enseñó que es un catéter,
luego ellos fueron a conocer el área de pre-operación,
el cuarto de cirugía y la sala de post-operación. Ella
le enseñó con una muñeca de trapo exactamente
donde le harían la incisión y como se vería la
cicatriz. Luego ella le presentó a "Federico," la
válvula intravenosa. Ella le dijo que Federico iría con
él a todos lados y que Federico cuidaría que no lo
inyectaran muchas veces. Ella realmente le ayudó
con todos sus miedos.*

Haciendo un recorrido

Un recorrido puede ser una excelente manera de familiarizar a su hijo con el hospital y alrededores antes de la admisión. El recorrido puede incluir un vistazo a la sala de operación, una explicación de la anestesia y la oportunidad de platicar con niños que han pasado por un procedimiento similar.

Durante un recorrido o en otro tiempo de la preparación, procure llevar a su hijo a conocer a las personas que lo cuidaran incluyendo doctores, enfermeras, cirujanos y anestesistas. Los niños le tienen menos miedo a los adultos que conocen; y los doctores y enfermeras frecuentemente son mas apegados a niños que han conocido.

Si usted hace un recorrido, asegúrese que su hijo conozca las partes divertidas del hospital, como el área de juegos y la cafetería. Aunque los adultos regularmente les asusta la comida de la cafetería del hospital, muchos niños disfrutan caminar en la línea e ir escogiendo su propia comida.

Esto también ayudará a que su hijo vea las cosas positivas de ir al hospital:

- Él no tiene que hacer su cama, hacer sus deberes o lavar los platos.
- Ella tendrá su propio teléfono, televisor y control remoto.
- Él podrá escoger su comida del menú y comerla en la cama.
- Ella tendrá botones para hacer que la cama suba y baje.

Enseñe a su hijo que todas las camas del hospital—inclusive las de los adultos—tienen barandillas a los lados.

Usted también puede hacer del recorrido una experiencia educacional. Si su hijo regresará pronto a la escuela después de la hospitalización, usted o su hijo pueden hablar con su maestra acerca de hacer un reporte o un proyecto investigativo de algunos aspectos de la vida en el hospital. El hacer preguntas y volverse un experto en hospital puede ayudar a su hijo a que se sienta más informado y en control de la situación.

> *Gloria de dieciocho meses de edad tenia una tos muy fuerte. Nuestro pediatra le mandó al hospital para estar una noche en un humidificador. Yo le dije a ella, "Nosotros vamos a ir a una aventura hoy. Iremos al hospital para que nos ayuden con tu respiración. Acamparemos en una tienda. Eso será como una lluvia en el campo, pero en vez de que llueva afuera de la tienda lloverá adentro. Yo estaré contigo y estaremos abrazadas en nuestra tienda, mirando la lluvia forestal, los pájaros y otros animales." Yo me subí a nuestra tienda y pasamos la noche en nuestra lluvia forestal privada.*

Leyendo los libros con sus hijos

Trate de encontrar muchos libros para la edad apropiada para leer con su niño. Los libros le brindarán información efectiva que puede aclararle cualquier idea falsa o miedo que su hijo tenga acerca de lo que pasa en el hospital. La lectura juntos le da a su hijo tiempo para hacer preguntas y compartir algunas preocupaciones.

Usted puede encontrar libros muy útiles en la biblioteca local. Ellos usualmente tienen un experto en libros de niños que sabe que hay disponible para cada grupo de edades. El trabajador social del hospital, consejero o especialista en niños pueden también tener recomendaciones. Muchas sugerencias están listadas en la sección de *Recursos* al final de este libro.

> *Cuando mi hijo se estaba preparando para ir al hospital, nosotros compramos un libro escrito por Mr. Rogers, llamado* Going to the Hospital. *Enseñaba niños y sus familias en el hospital, durante la admisión, haciendo los rayos X, en la cama. Era muy tranquilizador e informativo. Leer libros le permitió expresar sus miedos. Él hizo preguntas que no hubiera hecho si no nos hubiéramos abrazado en el sofá y leído el libro juntos.*

Contestando preguntas

Ya sea que use libros, videos, recorridos u otro método para preparar a su hijo, siempre revise su entendimiento. Los niños algunas veces creen que van al hospital por castigo. Explíquele que ese no es el caso; dígale a su hijo que los hospitales son lugares especiales que ayudan a la gente herida o enferma.

Los niños también se forman impresiones incorrectas o tienen terribles fantasías acerca de lo que puede ocurrir. Ellos pueden crear horrores genuinos y usted debe de tratar de cambiar esas imágenes incorrectas con la verdad.

Sea realista. Si usted le dice a su hijo que no le dolerá o que su operación no será dolorosa, el no le creerá la próxima vez. Sea sincero y explíquele el procedimiento lo mejor que pueda, deje que su hijo le haga preguntas al doctor.

Para responder preguntas, usted deberá informarse, lea libros, hable con el personal y hable con padres que han pasado por tratamientos similares.

> *Nuestros niños perciben las cosas de forma diferente a nosotros. Nosotros descubrimos que es realmente importante preguntarles que es lo que ellos piensan que va a suceder. Muchas veces nosotros podemos disipar sus miedos. Antes de las operaciones del corazón, nosotros le preguntábamos a David que pensaba el que iba a suceder. Una vez él preguntó, "¿Cómo sabré que ellos no sacarán mi corazón?"*

Si su hijo es muy pequeño, el no podrá entender o hacer preguntas. El mundo de los pequeños es comer, dormir, que lo carguen, que le canten y que los padres lo abrazen. Esa comodidad familiar le ayudará a su hijo a estar más calmado durante los procedimientos médicos.

Ayuda con tratamientos de larga duración

Si su hijo estará en el hospital por un tratamiento de larga duración, un especialista en niños será buena ayuda para que su hijo entienda y soporte la estadía en el hospital y los tratamientos.

Los profesionales en niños proveen experiencias alentadoras que le ayudarán a expresar sentimientos y podrán entender mejor su situación. Ellos también se comunican con otros proveedores de salud acerca de las necesidades psicosociales del niño y sus familiares.

El hacer frente a los procedimientos es especialmente importante para niños de hospitalización frecuente. Muchos especialistas en niños les acompañan en el procedimiento quirúrgico y se quedan para darles soporte.

Para Cristina, jugar "procedimientos" le ayudó a liberar muchos sentimientos. Nosotros hicimos un botiquín médico con gasas, cinta adhesiva, tubos, estetoscopio, martillo de reflejos, agujas y jeringas de juguete. Nosotros hicimos botellas de intravenosa con botes de shampoo completándolo con tubos y agujas de plástico. Muñecas y peluches en nuestra casa se destruyeron después de que fueron separados por una pluma durante incontables extracciones de líquido de la espina dorsal.

Usted puede discutir cuando y como preparar a su hijo para los procedimientos que recibirá con el especialista en niños o el trabajador social del hospital. Considere cuanto tiempo antes le dirá a su hijo acerca de procedimiento. Usted puede experimentar. Para algunos niños es mejor decirles con días de anticipación para prepararse. Mientras que otros ocupan el tiempo preocupándose. Algunas veces las necesidades de su niño cambian mientras su tratamiento progresa. Buena comunicación y flexibilidad son esenciales.

Juan tenia estrabismo (bizco). Nosotros teníamos unos amigos que tuvieron una operación en sus ojos, ellos le hablaron y le dijeron que se sentían mejor después de la operación, ellos le crearon un sentimiento de tener la experiencia de "haber pasado por eso y estar bien." Esa fue una buena experiencia que le ayudó mucho.

Darle algún control a su niño sobre lo que esta sucediendo ayuda tremendamente. Los niños tienen definidas opiniones acerca de cómo quieren que las cosas sucedan en el hospital. Anime a su niño a que exprese sus opiniones y haga lo que usted pueda para acomodarlas. Por ejemplo. Su hijo preferirá que usted le asista durante un procedimiento y no la enfermera.

Uno o ambos padres deberán estar presentes durante todos los procedimientos especialmente en caso de niños pequeños. Los padres son los encargados. Un padre calmado y un niño bien preparado crean una atmósfera perfecta para un rápido y pacífico procedimiento. Si usted siente que no puede ayudar, pregunte al especialista en niños y otro miembro del equipo de salud para que este presente con su niño y que le brinde consuelo cuando él lo necesite.

Muchas clínicas tienen una caja especial llena de juguetes para niños que han pasado por algún procedimiento. A su hijo le ayudará el saber que tiene un regalo después de salir.

Mi hijo y yo aprendimos mucho de otros pacientes y padres a como sobrevivir en una estadía en el hospital.

Aprendimos que esta bien usar pantalones cortos y camisetas en vez de una bata de hospital.

Aprendimos que los padres pueden dormir en el suelo, sino hay cama disponible.

Aprendimos que podíamos tener visitas, especialmente esas que traen comida.

Aprendimos a compartir nuestras golosinas con el personal del hospital —desde los doctores hasta el personal de limpieza.

Aprendimos que podíamos solicitar la enfermera favorita.

Conocimos amigos y tuvimos experiencias increíbles que recordaremos toda la vida.

CAPITULO 4

Las instalaciones

YA SEA QUE USTED Y SU HIJO estén en el hospital por un día, o por mucho tiempo, la experiencia puede ser molesta. Los hospitales son bastante burocráticos—ruidosos, impersonales y donde el personal corre a su propio tiempo. Para un niño estar hospitalizado significa estar separado de sus padres, hermanos, hermanas, amigos, mascotas y la comodidad familiar de casa. La hospitalización de su hijo puede a veces hacer que los padres e hijos se sientan vulnerables e impotentes. Pero con un poco de ingenio, usted puede hacer que las instalaciones le beneficien, reviviendo la atmósfera e inclusive talvez hasta tener mucha diversión.

Quedándose con su hijo

Una de las grandes preocupaciones que un niño tiene en un hospital es el estar separado de sus padres. Si usted se queda con su hijo, usted le dará tranquilidad, protección y apoyo.

La mayoría de hospitales pediátricos saben lo bien que los niños están cuando los padres duermen con ellos en el cuarto. Algunas veces pequeños sofás se convierten en camas o usted puede usar una camita que le pueden prestar en el hospital. Si las reglas del hospital no permiten que usted se quede, haga una negociación con el administrador del hospital. Usted también puede obtener apoyo de su doctor de cabecera.

Mi hija es ahora una adolescente, pero ella
ha tenido varias cirugías desde que tenía quince
años. Generalmente, las enfermeras me decían
que no me podía quedar en el cuarto por la
noche porque ella era lo suficientemente grande
para cuidarse sola. Bueno, soy una enfermera y
en mi familia ya sea que eres adulto o un niño,
alguien se quedara en el hospital en el día y la
noche. Entonces, de buena manera le dije, "No
haré ruido, no estorbare. Es mas, le ayudaré un
poco, pero me quedaré" y así lo hice.

Algunas veces es imposible quedarse con su hijo, si usted es
padre soltero o si los dos padres trabajan a tiempo completo.
Muchas familias tienen abuelos, tíos, tías o amigos cercanos que
se pueden quedar en el hospital cuando los padres no se puedan
quedar o estar presentes. Niños grandes y adolescentes talvez
no quieran a los padres en el cuarto por la noche, pero ellos
necesitan un apoyo durante el día así como un niño pequeño.

Si su hijo es suficientemente grande, usted le puede enseñar a
usar el teléfono cuando un miembro de la familia no pueda
estar presente. Deje un número de teléfono donde usted puede
ser encontrada e instruya a su hijo a que la llame en caso de que
alguien proponga un inesperado cambio en el tratamiento.
Dígale al personal del hospital que solo usted puede autorizar
cualquier cambio, a menos que la situación sea de vida o muerte.

Las enfermedades y los hospitales pueden hacer sentir a los niños
que sus cuerpos han sido invadidos. Su niño se sentirá mejor si
usted toma responsabilidad del cuidado. Algunos niños prefieren que los padres les ayuden cuando toman un baño o al cambiar sábanas sucias de la cama. Si usted arregla la cama, mantiene el cuarto limpio, cambia la ropa a su hijo y le da masajes en

la espalda, esto le ayudará a que la enfermera tenga más tiempo para el cuidado medico de su hijo.

Si usted apoya a su hijo a que tome decisiones cuando sea posible, usted le ayudará a tener poder sobre su persona.

- Los niños más grandes deben estar en las discusiones acerca de su tratamiento.

- Los niños más pequeños pueden decidir cuando tomar su baño, cual brazo usar para la inyección, que ordenar para comer, que ropa ponerse y como decorar su cuarto.

- Algunos niños quieren un abrazo o un apretón de manos después de los tratamientos o procedimientos.

> *Un par de años atrás, David dijo, "No volveré a otra cirugía del corazón." Nosotros le dijimos, "Habla con el doctor." Él habló con el doctor, quien le dijo que con la cirugía podría correr más rápido y manejar su bicicleta. Como él era el corredor más lento de su clase, el hecho de poder correr más rápido era lo máximo. Entonces él estuvo de acuerdo en ir a la cirugía del corazón.*

La habitación

Las habitaciones de los hospitales a veces están pintadas de colores aburridos y algunas habitaciones no tienen vista panorámica. Usted (y su hijo si no esta muy enfermo) pueden hacer mucho para animar una aburrida habitación de hospital. Si la visita al hospital será corta, algunos detalles de su casa probablemente serán suficientes. Si la visita será larga, tendrá que hacer un esfuerzo mayor para hacer la habitación más familiar.

- Cubra las paredes con carteles grandes y de colores (dibujos de Disney, estrellas del deporte, grupos de rock).
- Pegue tarjetas en las paredes, cuélguelas de una cinta para que se muevan o arréglelas alrededor de las ventanas.
- Pegue papel crepe en el techo.
- Ponga fotos de su niño haciendo sus actividades favoritas. Ponga también fotos de familiares, amigos y mascotas.
- Lleve globos y déjelos ir al techo en las esquinas.
- Ponga peluches, sábanas y colchas favoritas en la cama. Esto puede dar comodidad, especialmente para niños pequeños. Usted debe asegurarse que sus sábanas y peluches no sean retirados accidentalmente con las sábanas sucias.
- Haga que el cuarto tenga buen olor con potpurrí o aceites de aromas si esto no molesta a su hijo.
- Traiga un libro de invitados para que cada visitante o miembro del personal lo firmen. O ponga un cartel para que lo firmen doctores y enfermeras, para firmar antes y después de comenzar a examinar o al tomar sus signos vitales. Algunos padres les piden al personal que dibujen sus manos y escriban adentro su firma o algo para el niño.
- Ponga un diario en el cuarto de su niño para que visitantes, miembros de familia y amigos escriban en el.
- Traiga música para bloquear el sonido del hospital y que ayude a relajar a los demás, un radio con audífonos o un tocador de discos compactos portátil.
- Traiga ropa de su casa. Muchos hospitales le proveen con batas de colores a los pacientes pequeños, pero muchos niños grandes y adolescentes prefieren ponerse su propia ropa. Esto puede traerle problemas para lavar la ropa, pregunte si hay lavadoras disponibles para la familia, en el piso o edificio donde se esta quedando.

- Pida una video casetera si el hospital las tiene. Traiga o rente el video de comedia favorito de su hijo. La comedia ayuda.
- Traiga juegos, rompecabezas y libros apropiados para la edad de su hijo.

> *Lo primero que hicimos fue poner un cartel de la Pequeña Locomotora que decía, "Yo creo que puedo. Yo creo que puedo." Luego cubrimos cada pie cuadrado de las paredes del cuarto de Margarita de tres años de edad, con carteles coloridos. Tratamos de usar colores claros para que el cuarto se viera más grande. Colgamos todas las tarjetas que sus compañeros de pre-escolar le enviaron. Globos cubrían el techo. El cuarto estaba colorido y lleno.*

Pida un recorrido a los pisos, lo más pronto posible después de la admisión. Encuentre si hay un microondas y refrigerador disponibles, pregunte por el acomodamiento de los padres e investigue acerca de los baños para padres y parientes. Obtenga un folleto del hospital, si hay. Estos folletos incluyen información de pagos, estacionamiento, descuentos y otros consejos que le ayudarán.

> *La profesora de pre-escolar de mi hija tuvo la atención de enviarnos un paquete. Ella hizo una pizarra de fieltro con una docena de dibujos recortados y diseños que nos dieron horas de calmado entretenimiento. Ella también incluyó juegos, dibujos de sus compañeros, libros de colorear, marcadores, tarjetas que decían que se mejorara y una audio casetera de niños con audífonos. Como nosotros tuvimos que salir corriendo de nuestra casa solamente con la ropa que llevábamos puesta, todos estos juguetes fueron muy bienvenidos.*

¿Dónde juegan los niños?

Los niños necesitan jugar, especialmente cuando están hospitalizados. Pregunte si el hospital tiene un departamento de recreación terapéutica. A veces un cuarto grande esta dedicado a juguetes, libros, muñecas, pinturas y esta lleno de especialistas que tienen un entrenamiento en terapia de juego. Estos cuartos proveen muchas actividades terapéuticas, como jugar al médico con muñecos, materiales de arte, bloques para construir, pinturas y música.

Las terapias de recreación ayudan a que sus niños conozcan a otros niños en las mismas circunstancias y les ayuda a sentirse menos solos. Más importante aun, los cuartos de terapia de recreación son alegres y cambian la rutina de estar acostados en la cama del hospital. Estos cuartos están llenos de actividades divertidas y personal sonriente.

Si un niño esta inmovilizado o esta demasiado enfermo para ir al área de juego, se puede hacer un arreglo para que una terapeuta le traiga juguetes, juegos y libros al cuarto. Esto le puede dar tiempo para ir a comer o a caminar.

> *Cuando yo quise tener una conferencia con el doctor acerca del tratamiento de Katia, Yo llamé a la sala de terapia de recreación y ellos me mandaron dos maravillosas damas a la clínica. El doctor y yo pudimos hablar en privado por una hora y Katia tuvo su momento grandioso haciendo una corona de oro para ella y decorando su silla de ruedas con collares y joyas.*

El ejercicio también es importante.

- Los niños que están suficientemente fuertes para caminar pueden tener un buen tiempo conociendo el hospital. Planee un recorrido a la tienda de regalos o a la cafetería. Vaya afuera a recorrer el área del hospital si el clima y el vecindario lo permiten.

- Trate accesorios mecánicos así como muletas o base de intravenosas, como cosas de juego y no como estorbos. No es inusual ver niños pequeños parados sosteniéndose en la base de la intravenosa mientras el padre lo empuja por el pasillo rápidamente.

- Revise si el hospital tiene una piscina, si su hijo no puede usarla, talvez usted si pueda.

Alimentos

El hospital le proveerá alimentos para su hijo. Pero usted tiene que alimentarse también y comprar su comida cada día en la cafetería del hospital puede ser muy caro.

- Revise si en su piso hay refrigerador, microondas o cocina para el uso de pacientes. Como a los niños les gusta comer algo entre comidas, hay instalaciones abiertas para calentar chocolate, hacer palomitas de maíz o calentar comida que sobre.

- Ponga su nombre en algún lugar en los contenedores de comida.

- Pídale a los familiares y amigos que le traigan comida cuando le visite.

- Investigue que restaurantes locales le pueden traer comida a las habitaciones del hospital.

- Considere ordenar comida extra para que se la traigan en la bandeja de su hijo.

Estacionamiento

Las áreas de emergencia casi siempre tienen zonas de estacionamiento especiales frente a la entrada. Pero encontrar estacionamiento regular cerca del hospital puede ser difícil. Muchos padres tienen recuerdos malos de haber estado manejando alrededor del estacionamiento buscando estacionamiento con su niño enfermo sentado en el asiento trasero de su auto. Pregunte por pases de estacionar para estadías largas o visitas regulares. Investigue si hay pases disponibles o donde el estacionamiento es más barato.

El juego de espera en el hospital

Usted puede esperar por todo, desde un examen de rutina hasta para una cirugía. Muchos padres se encontraran nerviosos y enojados en hospitales de enseñanzas esperando que doctores aparezcan durante rondas por las mañanas (cuando especialistas, residentes e internos se mueven de cuarto en cuarto en grupos muy grandes); luego se siente desanimado cuando la visita solo dura unos minutos. Si usted tiene preguntas, escríbalas y dígale al doctor cuando él le visite que a usted le gustaría hablar con él un momento.

Algunos pacientes jóvenes se disgustan cuando grupos grandes de doctores y enfermeras entran a su cuarto para hacer rondas. Si esto le molesta a su hijo, pida que solo el doctor y la enfermera encargada entren. Usted tiene el derecho de rechazar la entrada de estudiantes si siente que su presencia no le ayuda a su hijo.

Aun si su hijo esta en un hospital comunitario, usted tendrá que esperar por el doctor. Si usted se siente frustrado, llame a su oficina para tener una idea de cuando llegara.

El hospital debe de tener video casetera y juegos disponibles en las salas de espera, pero normalmente usted deberá traer sus propias cosas. Deje que su hijo escoja sus juegos favoritos, sus juegos de mesa, juegos de computadora, materiales de dibujo y libros. Usted puede traer comidas y bebidas siempre que no interfieran con el plan de tratamiento de su hijo.

Parece que pasamos la mayoría de los años de tratamiento esperando para ver a un doctor que siempre estaba retrazado, por lo que yo me prepare muy bien. Siempre traía una bolsa con una variedad de cosas para comer y beber, juegos, libros de colorear, marcadores y libros para leer. Mi hijo estuvo ocupado y nosotros nos evitamos muchos problemas. Yo vi muchos padres en la sala de espera, tratando de que sus hijos se sentaran y estuvieran quietos por periodos muy largos.

CAPITULO 5

Reconociendo el personal

EN GRANDES HOSPITALES, un constante desfile de caras anónimas pasa por la vida de un niño hospitalizado. Entender la jerarquía del hospital puede ayudarle a saber quien es el/la responsable por el cuidado de los niños.

Los doctores

Como cualquier otro profesional, los doctores tienen muchas y diferentes especialidades, temperamentos y nivel de habilidades. El tratamiento de su hijo puede ser grandioso si ambos usted y su hijo confían y tienen buena comunicación con su doctor. La mayoría de discusiones y toma de decisiones se harán con el doctor de cabecera y el especialista de su hijo.

- Doctor de cabecera. El doctor de cabecera de su hijo (usualmente, un pediatra o doctor de la familia) supervisa todo tipo de cuidado médico. Cuando su hijo está en el hospital, el médico de cabecera regularmente lo visitará, obtendrá reportes del especialista, y revisará a su hijo. El doctor de cabecera debe de estar disponible también a contestar preguntas y dar apoyo.

- **Especialista.** Un especialista tiene mucho entrenamiento en un área específica de la medicina. Los cardiólogos, por ejemplo, se especializan en el corazón, ortopedas se especializan en huesos y coyunturas.

Junto con el doctor que usted escoja, su hijo puede ver muchos otros doctores, si está en un hospital de enseñanza.

- **Estudiante de medicina.** Un estudiante de medicina es una persona graduada del colegio que esta yendo a una escuela de medicina. Los estudiantes de medicina usan chaquetas blancas, pero no tienen las iniciales M.D. en la etiqueta de su nombre.

- **Interno.** Un interno (algunas veces llamado residente de primer año) es un graduado de la escuela de medicina que está en el primer año de su entrenamiento después de su graduación.

- **Residente.** Un residente es un graduado de la escuela de medicina de segundo a sexto año de entrenamiento después de su graduación. Muchos residentes en hospitales pediátricos serán pediatras cuando completen su residencia.

- **Sub-especialista.** Un sub-especialista es un doctor que ha completado cuatro años de escuela de medicina, muchos años de residencia y esta tomando entrenamiento adicional para una especialidad.

- **Medico encargado.** Un medico encargado (llamado simplemente "encargado") esta más alto en la jerarquía que un sub-especialista en el hospital. Los centros médicos contratan estos doctores establecidos para proveer una supervisión de cuidado médico y para entrenar internos, residentes y sub-especialistas. Ellos son frecuentemente profesores en el personal de una escuela médica afiliada.

Si su hijo está en un hospital comunitario, su doctor de cabecera será quien más cuide de él. Pero si su hijo está en un hospital de enseñanza, a su hijo se le asignara un doctor con la apropiada especialidad. Estos especialistas cuidaran de su hijo a través de todo el tratamiento. El especialista a cargo del cuidado de su hijo debe ser un miembro certificado o debe tener credenciales medicas equivalentes.

Si su hijo es paciente en un hospital de enseñanza, él verá un gran número de otros doctores. Residentes usualmente son rotados a diferentes pisos cada cuatro semanas, por lo que ellos son un grupo que siempre cambia. Los sub-especialistas o encargados asignados a su hijo estarán mas familiarizados con la situación de su hijo y son los mejores en contestar preguntas acerca del tratamiento o enfermedad de su hijo.

Las enfermeras

El personal de enfermería es parte esencial de la jerarquía del hospital. Muchas enfermeras con diferentes niveles de entrenamiento pueden desempeñar un papel en el tratamiento de su hijo.

- **Asistente de enfermera o ayudante.** Una asistente de enfermera puede tomar signos vitales (latidos del corazón, respiración, presión arterial), hace cuidados de higiene o ayuda a la movilización.

- **Enfermera practicante con licencia (LPN).** Una enfermera practicante licenciada es alguien que ha completado un programa de entrenamiento vocacional y tiene un conocimiento limitado de práctica. Las enfermeras con licencia toman signos vitales, dan medicamentos y brindan cuidado general bajo la supervisión de una enfermera registrada.

- **Enfermera registrada (RN).** Una enfermera registrada es una persona que recibió un diploma en bachillerato o es enfermera graduada y luego toma un examen para obtener licenciatura. Esta profesional de la medicina da medicamentos, toma los signos vitales, pone y hace monitoreos de intravenosas, comunica los cambios de condición de los pacientes a los doctores, cambia vendajes y cuida de los pacientes en hospitales, clínicas y oficinas de doctores.

- **Practicante de enfermera o enfermera especialista clínica.** Una enfermera practicante es una enfermera registrada que ha completado un programa educacional que cubre habilidades avanzadas. En algunos hospitales y clínicas, las enfermeras practicantes efectúan procedimientos como extracciones de liquido de la médula espinal.

- **Jefe de enfermeras o enfermera a cargo.** Una jefe de enfermera supervisa todas las enfermeras del piso por un turno.

- **Supervisora de enfermería.** Una supervisora de enfermería es la administradora de un piso entero, unidad o clínica.

Quien trabaja muy cerca con las enfermeras es la secretaria de la unidad. La secretaria de la unidad tiene muchos deberes, incluyendo llamadas de los pacientes de los cuartos y retransmisión de pedidos a las enfermeras, contestar los teléfonos y transcribir las ordenes de los doctores.

> *En nuestro hospital, cada una de las enfermeras es diferente, pero todas son maravillosas. Ellas simplemente aman a los niños. Ellas escuchan a los niños. Hacen fiestas, montan viajes de sueños, actúan como consejeras, mejores amigas, padres severos. Ellas dan abrazos a las mamás y papás. Ellas lloran. Yo les tengo mucho respeto porque ellas hacen un trabajo muy duro y lo hacen muy bien.*

Brinde amistad al personal

En los hospitales hay personas maravillosas y otras no tan maravillosas. Los padres encuentran que algunas veces su ansiedad los hace menos tolerantes a la ineficiencia o la confusión. Su hijo se sentirá más seguro si usted trabaja con el personal del hospital en vez de llegar a ser adversarios. Si usted ayuda a cambiar la cama de su hijo, saca las bandejas de comida y lo baña, usted estará librando de ese trabajo a las enfermeras que podrán usarlo para el cuidado de medicinas e intravenosas. Las enfermeras realmente aprecian su ayuda y a cambio contestan preguntas o interceden con el doctor por usted.

Algunos padres recomiendan que usted se presente y les presente su hijo a las enfermeras y a los residentes de cada turno. Usted puede agregar que usted quiere ayudar lo más que pueda. Si ellos no están muy ocupados, hable con ellos de cosas no relacionadas al hospital. El establezcer una relación con el personal hará que todos se sientan más cómodos y conectados. Trate de agradecer por las palabras o hechos amables.

Dele al personal la oportunidad de que conozcan a su hijo como un ser humano. Enséñeles fotos. "Este es el pequeño niño que le gusta Barney. A él le gusta cantar estas canciones. Así es como se ve cuando no esta inflamado por la cirugía." Ellos ven tantos niños que están tan enfermos cada día. Es importante que ellos vean la chispa en los ojos de su niño.

Cambios de turnos

Tan pronto como pueda, aprenda sobre los cambios de turnos en el piso de su hijo. Esto generalmente ocurre cada ocho o doce horas. Los resentimientos pueden empezar cuando los padres no entienden que pasa en los cambios de turnos.

Los cambios de turnos son necesarios y algunas veces agitados, es tiempo para las enfermeras de organizar el plan para cuidar mejor durante las próximas ocho o doce horas. Durante un cambio de turno, el personal saliente se reúne con el personal entrante para reportar el estado de todos los pacientes del piso. Ellos discuten sobre:

• Una breve historia de cada paciente.

• Un sumario de los eventos más importantes de los últimos dos turnos, como, "Ella vomitó después de cada dosis de morfina, por eso hoy se combinó Tylenol con codeína y ella se esta sintiendo mucho mejor."

• Que trabajos están pendientes de terminar, por ejemplo: "El trabajo de laboratorio no se ha determinado todavía y el Dr. Gómez está esperando los resultados."

• Información familiar. Así como, "El padre tuvo que irse a trabajar, el número telefónico está anotado al lado de la cama. Su tía se está quedando con él por ahora."

Después de escuchar el reporte de todos los pacientes, las enfermeras deciden como asignar los pacientes a las enfermeras que van llegando para mantener el trabajo en forma pareja. Después, cada enfermera usa un par de minutos para organizar y dar prioridad a las necesidades de cada uno de los pacientes.

Usted debe procurar no llamar en horas de cambios de turnos (media hora antes y media hora después) para hacer preguntas que no sean de urgencia, comentarios o pedidos. Si usted presiona el botón de llamado, la secretaria de la unidad le dirá que tomará un poco de tiempo antes que la enfermera vaya porque "ellas están reportándose." Por supuesto, las enfermeras responderán a llamados que no puedan esperar, como cuando su hijo vomita o la bolsa de intravenosa esta vacía, si hay dolor severo o cualquier otra emergencia.

Cada vez que Catalina esta hospitalizada, yo me presento y presento a mi hija y pregunto a que horas son los cambios de turnos. Luego yo digo, "Haré lo mejor para no molestarles" y yo siempre recibo una agradable sonrisa. Si yo necesito algo y las miro reportándose, yo espero y me regreso a la habitación. Yo recibo más sonrisas. Luego, siempre que yo realmente necesito ayuda, ellas son casi siempre fabulosas. Yo he visto que cuando todos trabajamos como en un equipo, todo se hace mucho más suave.

CAPITULO 6

Comunicándose con el personal

UNA BUENA COMUNICACIÓN CON EL DOCTOR puede significar la diferencia entre una buena o una mala relación. Una buena comunicación puede hacer que su hijo tenga mejor cuidado y que tenga su mente descansada. Una mala comunicación puede dejar a los doctores, padres y al niño sintiéndose enojados y con resentimientos.

Tipos de relaciones

Hay tres tipos de relaciones que típicamente se desarrollan entre doctores y padres: La autoritaria, la colegial o la adversaria. Muchos doctores tienen un estilo preferido. Autoritaria o colegial. Muchos cambian de una más autoritaria a colegial, dependiendo de la respuesta del paciente.

- **Autoritaria.** En una relación autoritaria el doctor asume la figura de los padres y la familia del niño se vuelve sumisa. Aunque este tipo de cuidado puede ser tranquilizador, los doctores son humanos y aunque no intenten lastimar, errores ocurren. Si los padres ponen toda la fé en el personal médico y no se preocupan por revisar medicinas y tratamientos, estos errores pueden pasar desapercibidos. Los padres necesitan ser los expertos de sus propios hijos y estar muy atentos de las reacciones de medicamentos y tratamientos.

Muchos padres se quedan en la relación autoritaria porque se intimidan de los doctores y expresan miedo de que si preguntan al doctor el hijo sufrirá. Este tipo de comportamiento le roba al niño la sensación de que un adulto se preocupe y que hable cuando algo parezca mal.

- **Colegial.** La relación colegial es un verdadero compañerismo en el que los padres, doctores y enfermeras están al mismo nivel y se respetan mutuamente sus demandas y especialidades. Aquí el doctor reconoce que muchos padres son expertos de sus hijos. Los padres respetan el conocimiento del doctor y se sienten cómodos discutiendo las opciones de tratamiento o cualquier consulta.

Todas las partes deben de comunicarse con honestidad para que este compañerismo funcione, pero el esfuerzo vale la pena. Los niños desarrollan confianza en los doctores y los padres pierden el nerviosismo al crear un ambiente de cooperación con el doctor, y los doctores se sentirán confiados en que la familia cumplirá con el tratamiento planeado.

- **Adversaria.** En la relación adversaria, los padres adoptan la posición de "nosotros contra ellos" actitud que no es productiva. Los padres actúan como si el sufrimiento o incomodidad del niño es culpa del personal médico y culpan al personal por cualquier cosa que ocurra. Esta actitud hace disminuir la confianza que su hijo le debe tener al doctor. Esto es algo crucial para la recuperación de su hijo.

Al principio del tratamiento de mi hija, cambiamos de pediatra. El primero era reservado e indiferente y el segundo era muy inteligente, gracioso y siempre estaba al pendiente. Él era como una luz que estaba allí en

nuestras vidas cuando pasábamos por momentos
oscuros. Entonces cada año, mis dos hijas se ponen sus
sombreros de santa y les llevan galletas hechas en casa
al pediatra y enfermeras. Los primeros años la tuve
que llevar en mis brazos, ella los vio a sus ojos y les
canto, "Feliz navidad." Una de las enfermeras se fue a
llorar a un cuarto y el doctor tenia sus ojos lagrimosos.
Siempre les estaré agradecida por el cuidado que le
dieron a mi hija.

Obteniendo un traductor

El Título VI de los Derechos Civiles, acta de 1964 prohibe la des-criminación basada en raza, color y origen sea esta de cualquier organización (ejem. Hospitales, HMOs, agencias de servicios sociales) que reciben asistencia financiera federal. Esto significa que muchas instituciones requieren por ley proveer interpretes y materiales por escrito (ejem. Formas de concentimiento o ins-trucciones de tratamiento en su idioma) para esas personas con habilidades limitadas para hablar o entender ingles. Depen-diendo del tamaño del hospital al que usted lleve a su hijo, esto puede significar:

- Un miembro bilingue del personal proveera este servicio.

- Un interprete certificado traducira lo que el doctor dice acerca de la lesión y el tratamiento propuesto para su hijo.

- Un voluntario de la comunidad traducirá.

- Se llamará un servicio de traducción telefónica (usado sola-mente en caso de emergencia o para traducir lenguaje que no sea común en el area).

Estos servicios son gratis y deben estar disponibles sin retrasos. El personal no debe preguntar a un miembro de su familia, amigo o su hijo para proporcionar este servicio.

Para asegurar que su hijo obtiene el mejor cuidado médico posible, es importante que usted se comunique bien con el doctor y enfermeras. Si ellos no ofrecen este servicio, digale al personal del hospital que usted necesita un interprete y materiales por escrito hacerca de la lesión de su hijo. Para mayor información, visite el sitio electronico de las Oficinas de Derechos Civiles:

Puntos de interés sobre Asistencia Lingüística a Personas con Capacidad Limitada del Inglés (LEP) *http://www.hhs.gov/ocr/lep/ spanish/fact.html*

Creando simpatía

Algunos padres quieren saber todo los detalles del tratamiento del hijo: otros no. Como parte de la preparación para la hospitalización, los padres deben considerar cuanto quieren saber del personal del hospital. Enfermeras y doctores no pueden leer la mente de los padres, tampoco los padres pueden prepararse si no les han explicado el procedimiento claramente.

- Dígale al personal cuanto quiere usted saber.

> *El primer día de mi tratamiento yo les dije que me trataran como estudiante de medicina, les pedí que compartieran toda la información, estudios, resultados de laboratorio, todo, conmigo. Yo les dije por adelantado que no se ofendieran por muchas preguntas, porque el aprendizaje me hacia sentir cómoda.*

- Infórmele al personal del temperamento de su hijo, lo que le gusta y lo que no.

- Anime a su hijo a tener buena comunicación con el doctor. Insista en que todo personal médico respete la dignidad de los pequeños. No deje que hablen cuando el niño está presente y lo ignoren.

- Trate de tener una buena relación con las enfermeras de su hijo. Muchos hospitales de niños asignan una enfermera primaria que observará todo el cuidado. Las enfermeras muchas veces tienen muy buena experiencia y conocimiento médico y práctico acerca del tratamiento. Algunas veces las enfermeras pueden corregir malos entendidos entre doctores y padres.

- Pregunte por definiciones de términos médicos no conocidos. Haga que repitan información para asegurar que entiende correctamente. No piense dos veces en escribir respuestas o grabar conferencias. Si va a grabar le ayudara decir, "Espero no les importe pero tengo problemas para memorizar toda la información. Esto me ayudará a hacer todo correcto" de esta manera. Los doctores no estarán a la defensiva y usted logrará lo que quiere.

- Haga una lista escrita de preguntas para las citas. Esto le evitará olvidar lo importante y le evita al personal numerosas llamadas telefónicas de consultas futuras.

- Haga preguntas solamente al doctor de su hijo cuando sea posible. Residentes, sub-especialistas o doctores por llamadas no estarán familiarizados con los detalles de la condición de su hijo.

- Asegúrese de saber los horarios de los medicamentos o tratamientos de cada día. Haga una revisión final de los medicamentos siempre que sea posible (revise si es el medicamento correcto, la correcta dosis y si el nombre de su hijo esta en la etiqueta de la jeringa o bolsa).

- Pregunte por el personal con más experiencia para que haga los procedimientos. Los equipos médicos incluyen muchos especialistas: doctores, enfermeras, terapeutas físicos, nutricionistas, técnicos en rayos X y otros. En los hospitales de entrenamientos, muchas de estas personas estarán en las primeras etapas de sus carreras. Si el procedimiento no esta yendo bien, usted le puede pedir que no continué y puede preguntar por una persona con mejor o más experiencia para el trabajo.

- Conozca sus derechos. Legalmente, su hijo no puede ser tratado sin su consentimiento. Si el doctor propone un procedimiento con el cual usted no este de acuerdo, haga preguntas hasta que se sienta completamente informado. Usted tiene el derecho de rechazar un procedimiento que crea no sea necesario. Pero si el personal del hospital siente que usted está equivocado al rechazar el permiso de un tratamiento (si usted rechaza un tratamiento de rutina a favor de una droga que no esta aprobada, por ejemplo, si está preocupado por efectos secundarios en la que esté en peligro la vida de su hijo), ellos la pueden llevar a corte. La salud de un niño es un tema en el que ambos, el hospital y los padres, tienen la capacidad de solucionar una vez sea llevado a una arena legal.

Nosotros descubrimos que el sentarse y hablar con las enfermeras ayuda mucho. Ellas están muy familiarizadas con los medicamentos y sus efectos secundarios. Nos dijeron muchas historias de niños que habían pasado por lo mismo y estaban muy bien después de varios años, ellos parecían tener el tiempo para apoyar, una sonrisa y un abrazo.

Mejorando la comunicación

Una relación positiva entre padres y doctores ayuda a una clara y frecuente comunicación. Los doctores tienen que explicar claramente y escuchar muy bien y los padres deben sentirse seguros al hacer preguntas y expresar dudas antes de que se conviertan en motivo de quejas.

- Trate a los doctores con respeto y espere respeto de ellos.

- Trate al personal con sensibilidad. Reconozca que usted está bajo presión, también los doctores y enfermeras, no los culpe por la enfermedad de su hijo ni explote en enojo. Sea un apoyo no un adversario.
- No deje que los problemas se acumulen hasta que se haga una gran lista de quejas. Si usted se encuentra haciendo la misma pregunta al personal una y otra vez encuentre una simple y práctica solución que beneficie a cualquier involucrado.

> *Yo quería quedarme con Elisa cuando le hicieron las puntadas. Pero el doctor pensaba que me iba a desmayar. Entonces, yo dije, "¿Podría hacer algo para que usted se sienta más cómodo para quedarme con ella?" Él preguntó, "¿Puede usted sentarse en esa silla?" Yo dije, "Claro." Él oyó lo que yo necesitaba y nosotros negociamos y estuvimos de acuerdo en la solución. Yo me senté en la silla y le di la mano a mi hija y él le hizo las puntadas sin preocuparse que me desmayara y cayera al suelo.*

- Pida una conferencia si tiene algo que discutir con el doctor que tomará tiempo. Las conferencias normalmente están programadas entre padres y doctores y tendrán que ser de suficiente tiempo para discutir todo con el doctor. Discutir en un pasillo con un doctor ocupado no es justo para él y puede resultar en algo no satisfactorio para usted.
- Negociar. Usted tiene el derecho de conversar con el doctor acerca de sus deseos. Dígale lo que le gustaría que se hiciera y discuta todas las opciones. Usted podría negociar un plan aceptable para las dos partes.
- No se preocupe y hable si cree que está en lo correcto.
- Trate de ser amistoso y cooperativo. Entonces si el problema crece o si necesita ayuda, su buena relación con el personal será de ayuda para una respuesta positiva.

- Demuestre apreciación. Una pequeña nota de agradecimiento o unas galletas al doctor y enfermeras serán muy bien recibidas.

La solución del conflicto

El conflicto es una parte de la vida donde la salud de su hijo puede estar en peligro. Las emociones grandes y los frecuentes envolvimientos con la burocracia médica significa que los conflictos pueden ocurrir fácilmente. Porque los conflictos son comunes, resolverlos es crucial.

- Reconozca que el hacer una corrección es difícil, especialmente si el acertar es incómodo para usted. Pero es muy importante el resolver los problemas antes de que crezcan e interfieran con una buena relación.

> *El encargado siempre supo exactamente lo que había que hacer cuando Cristina fue tratada de cáncer, pero los sub-especialistas cometían una serie de errores y me avergonzaba de corregirlos, pero me acorde que ellos tenían docenas de planes de tratamientos que seguir y yo solo uno.*

- Sea especifico y no conflictivo cuando describa un problema. Por ejemplo, "Mi hijo se pone muy nervioso cuando esperamos por largo tiempo por una cita. Hemos esperado por más de dos horas las ultimas dos citas. ¿Cree que podemos hablar antes de venir para ver si el doctor está en el horario?" En vez de, "¿Piensa usted que su tiempo es más valioso que el mío?"

- Use frases como "yo." Por ejemplo, "Yo no me siento bien cuando usted no contesta mis preguntas," en vez de, "Usted nunca me escucha."

- Sepa que errores pasan—solo la vigilancia los previene. Trate de tener mucho tacto cuando expresa los errores.

- Pregúntele a un trabajador social o un psicólogo por consejos para solucionar problemas. El trabajo de ellos incluye ser mediadores entre el personal y los padres.

- Controle los sentimientos de enojo o miedo. Tenga cuidado de no desquitarse con el personal en forma inapropiada. Pero no deje que un doctor o enfermera actúe inadecuadamente en contra suya o de su hijo.

- Enséñele a su hijo a hablar por si mismo. Si usted necesita salir un momento de la habitación, asegúrese de decirle a su hijo que esperar cuando usted no esté.

- No tenga miedo de represalias si usted habla. Usted puede ser muy directo sin ser agresivo.

> *Mis dos hijos, Saúl y Ángela, han tenido varias hospitalizaciones por fracturas pequeñas (puntadas y yesos) y procedimientos mayores (extracción de un tumor maligno del pecho, cirugía del abdomen). Yo les he enseñado que sean amables pero firmes al tratar con el personal. Ellos hacen bien cuando dicen, "Perdone pero tenemos que esperar a que mis padres lleguen, o no quiero que se haga esto ahora." Yo les he explicado que ellos están en control de sus propios cuerpos. Estoy orgullosa de decir que ellos nunca han sido amenazantes o malcriados, ellos han aprendido a expresarse con claridad y firmeza.*

Otros recursos

Otros recursos útiles en el hospital son los trabajadores sociales y las personas encargadas de dar de alta. Ellos pueden ayudarle a tener acceso a otras agencias, asi como salud del hogar o servicios sociales. Varias organizaciones, como la Leukemia and Lymphoma Society, ayudan a pacientes que tienen condiciones especificas. La trabajadora social puede ayudarle con su seguro. Digale a su enfermera o doctor si usted quiere hablar con una trabajadora social o el encargado de dar de alta.

CAPITULO 7

Procedimientos comunes

SI SU HIJO ESTA EN EL HOSPITAL por una emergencia o por una estadía corta, el personal se encargará de la mayoría de los procedimientos médicos. Pero usted es quien podrá convencer a su hijo para que se tome sus pastillas o sostenerlo mientras el doctor le revisa sus oídos mejor que cualquier empleado del personal médico. En las siguientes secciones, los padres comparten técnicas para ayudar a sus hijos a tener suficiente fuerza para los procedimientos comunes.

Tomando sus medicamentos

Si su hijo necesita una dosis regular de medicamentos orales, probablemente será mejor que trate de tener un buen comienzo y establecer comunicación desde un principio. Usted puede experimentar con diferentes técnicas y así descubrir que funciona para su hijo.

- Pruebe cada medicamento. Si sabe bien, dígale a su hijo. Muchas pastillas se pueden masticar o se pueden tragar sin sentir ningún sabor.

- Si un medicamento sabe mal, usted puede preguntarle al personal de la farmacia por El Sabor X, sabores que pueden combinarse con el medicamento (para información acerca del sabor-x, puede llamar al (800) 884-5771). Estos están hechos de sabores comunes a comida y vienen en muchos sabores que a los niños les gustan, incluyendo frambuesa y ponche de frutas.

- Usted puede preguntarle a la enfermera o al doctor por unas cápsulas de gelatina y paquetes de píldoras (quiébrelas si es necesario). Las cápsulas de gelatina vienen en diferentes tamaños. Las número 4 son lo suficientemente pequeñas como para que niños de tres o cuatro años de edad las puedan tragar. Ellas son útiles para cualquier medicamento que le moleste a su hijo.

- Dele a su hijo la opción de la bebida con la que quiere acompañar la pastilla o la cápsula de gelatina.

- Haga que su hijo mastique otros alimentos, tales como galletas de chocolate, con sus medicamentos.

- Haga un juego al tragar el medicamento con mal sabor haciendo que su hijo haga caras feas al mismo tiempo que se las traga. Los padres también pueden tomar las medicinas y hacer caras.

- Dele opciones a su hijo, como, "¿Quieres la pastilla blanca primero o las seis amarillas primero?"

- Deshaga las pastillas en tamaños pequeños y póngalas en pudín, pasta de manzana, mermelada, jugos concentrados u otras de sus comidas favoritas. Esto da buenos resultados con niños pequeños.

- Deje que su hijo experimente en formas de tomar sus medicamentos, como por medio de jeringas. Si hace eso, asegúrese de tener la dosis correcta.

> *Berta tenia dos años cuando se enfermo. Ella odiaba el sabor de las pastillas. Entonces yo las sumergía en una cuchara llena de jarabe de miel. El siguiente año*

ella decidió no cooperar en tomar sus pastillas, yo le dije a ella y a sus dos hermanas mayores, "Goma de mascar de fresa para todas en cuanto Berta se termine sus pastillas." Entonces me retire y sus hermanas mayores la animaron para que se tragara sus pastillas.

Usualmente los niños asocian el tomar medicamentos con estar enfermos, entonces usted debe explicarles que tendrán que tomar sus medicamentos aunque se sientan bien. Algunos padres dicen, "Las pastillas son necesarias para eliminar los últimos gérmenes." Otros explican que los medicamentos previenen que la enfermedad regrese.

Los adolescentes enfrentan diferentes problemas que los pequeños cuando tienen que tomar pastillas. Los problemas con los adolescentes giran alrededor de autonomía, control, sentimientos de invulnerabilidad. Los adolescentes se benefician jugando un papel en su propia recuperación y son lo suficientemente responsables al tomar sus medicamentos. Cuando este no es el caso, el especialista, enfermera o trabajador social tendrá que hacer razonar a un adolescente que se resista a hacerlo.

Darle a su hijo los medicamentos requeridos es muy importante. Muchos estudios nos han demostrado el peligro de no terminar los medicamentos, tales como que la enfermedad regrese o que el medicamento sea resistente a la infección.

Yo creo que es un acto muy delicado hacer que un adolescente tome sus medicamentos y que supervise el proceso. Los medicamentos de Juan los mantenemos en una pequeña canasta en el mostrador de la cocina. Todos los medicamentos se deben de tomar allí. Nunca dejo que los lleve a su habitación donde no tengo idea si se los ha tomado o no. Si se resistiera, lo haría de diferente manera. Pero él sabe lo importante de cada dosis y la importancia de su participación.

Tomando la temperatura

La fiebre es un aumento en la temperatura del cuerpo y puede ser un signo de una infección o una enfermedad. La fiebre puede causar debilidad, agotamiento y deshidratación.

Hay muchas formas de tomar la temperatura: bajo la lengua, bajo el brazo o en el oído con un termómetro especial. Antes de usar un termómetro rectal, pregúntele al doctor. En algunos casos, no son recomendados ya que pueden romper tejido y causar una infección.

- Los termómetros digitales pueden ser comprados en cualquier farmacia. Algunos tienen una alarma que le dirá cuando removerlo.

- Los termómetros de franjas de papel sensitivo están disponibles en las farmacias. Los puntos en la escala de temperatura cambian de acuerdo a la temperatura de su hijo. Son baratos y populares con los pequeños, al mismo tiempo pueden ser inexactos.

- El timpánico, o termómetro del oído mide las ondas infrarrojas y son muy fáciles de usar pero son caros. Estos requieren de una técnica apropiada para que sean correctos, por lo que debe mantener las instrucciones a la mano.

Antes de que su hijo deje el hospital, pregúntele al doctor si debe revisar la temperatura para ver si tiene fiebre. Algunos medicamentos para la fiebre incluyendo la aspirina, pueden interferir con otros medicamentos y causar complicaciones. Pregúntele al doctor si puede darle medicamentos para la fiebre y que tan alta la temperatura debe de estar antes de llamar al hospital.

Después de la operación de hidrocele que le
practicaron a Camilo de seis años de edad, tuve que
tomarle la temperatura frecuentemente por varios

días. El no quería un termómetro en su boca. Fue
imposible, entonces utilizamos un termómetro digital
bajo su brazo. El se dejó porque le gustaba oír la
alarma al final.

Rayos X

Pocos niños crecen sin hacerse rayos X para revisar si hay que-
braduras de huesos o cavidades en los dientes. Los rayos X e
imágenes de trazo como los MRI (imágenes de resonancia magnética) son herramientas importantes para un diagnóstico.

Si su hijo necesita rayos X, pida al técnico que le explique pro-
fundamente antes que se los hagan. Después de la explicación,
el técnico pondrá a su hijo en una mesa de rayos X con la
máquina apuntándole a él para una mejor vista. Para hacer rayos
X en el pecho, a su hijo lo sentarán y lo sujetarán con correas.

El colocar un hueso roto puede ser doloroso. Muchos técnicos
tratan de minimizar el dolor, pero usted tendrá que explicarle a
su hijo que estará incomodo por unos minutos mientras el técnico coloca el miembro quebrado. Las imágenes de resonancia
magnética y los rayos X para órganos internos no son dolorosas.

El técnico le pondrá una bata pesada sobre el resto del cuerpo
de su hijo para evitar la radiación. De algún modo recibe una
dosis pequeña de radiación con cada rayo X, los efectos son
acumulativos y los doctores tratan de exponer al paciente a
pocos rayos X, lo menos posible.

Cuando su hijo esta en posición, el técnico saldrá del cuarto y le
pedirá lo mismo a usted. Si su hijo está muy pequeño, el técnico
le dará un protector para cubrirse así usted podrá quedarse en el
cuarto, esto solo sucede cuando su hijo realmente no se puede
sentar por sí mismo.

Padres y técnicos usualmente pueden ver a su hijo por la ventana, algunas veces hay intercomunicador. Explicando a su hijo que hay una ventana y un intercomunicador le ayudará a estar calmado.

Algunos niños disfrutan de ver sus rayos X. Si su hijo muestra interés, pregúntele al doctor o al técnico que le enseñe los rayos X y que le explique—es una forma divertida para que su hijo se vea por dentro.

> *Mi hija de cuatro años de edad necesitaba un examen de rayos X de su cavidad nasal. Le dije al técnico que le tapará el pecho y la tiroides, pero ellos no tenían una cubierta del tamaño de ella. Entonces fuimos a otro laboratorio, ellos tampoco tenían algo del tamaño de ella para cubrirla. Cuando el técnico de esa clínica trato de minimizar mi preocupación comparando los rayos X a la radiación de un televisor, yo le dije que era terapeuta de radiación y que yo sabia muy bien de ese tema. Entonces dejamos al técnico que se quedará en el cuarto con nuestra hija deteniéndole la cubierta de adulto frente a la tiroides y el pecho de Claudia, mientras los rayos X eran tomados.*

Yeso

El yeso mantiene el hueso roto inmóvil hasta que se sane. Ahora son más livianos y manejables que los modelos viejos de plasta de color blanco. Los doctores ahora hasta le pueden dar opciones de colores del yeso para su hijo.

Si su hijo debe usar un cabestrillo con el yeso, usted puede pedir que le den una demostración de como usarlo. Antes de que salga, que le den instrucciones especiales. Incluyendo que el yeso necesite estar seco, cuanto tiempo su hijo tendrá que usar muletas y cuando tendrá que regresar a revisar su lesión. Si su hijo es suficientemente grande, probablemente apreciará que lo incluyan en la discusión de cómo cuidar el yeso.

Usted debe preguntar al doctor como planea remover el yeso. Regularmente los doctores usan una pequeña sierra que es ruidosa y puede causar miedo al niño. Pregunte por una demostración para que a su hijo se le quite el miedo.

Saúl de ocho años se quebró el brazo horriblemente jugando. Lo llevamos al cirujano ortopeda de nuestra localidad, el cual le puso un yeso desde la muñeca hasta la axila. Su brazo necesitaba estar elevado por la noche, entonces nosotros lo mantuvimos levantado colocando algo rígido sobre el sofá y Saúl dormía allí. Ellos le pusieron un yeso azul que no pesaba después del primer mes, seguido por un amarillo. Sus amigos escribieron sobre el yeso. Saúl estaba nervioso de la sierra que usaban para remover el yeso, yo le dije que sentiría algo de presión y algo de cosquillas, pero no sentiría dolor. Nosotros cantábamos mientras ellos removían el yeso.

Puntadas

Las puntadas son cada vez menos comunes para heridas o cirugías, nuevas opciones están disponibles, incluyendo grapas, vendas de mariposa, adhesivos de piel. Usted considere si trae un cirujano plástico, si su hijo necesita puntadas en su cara o si puede perder algún funcionamiento, tal como los de heridas en la mano, a menos que sea algo de vida o muerte, hay mucho tiempo para discutir distintas opciones.

Como cualquier procedimiento médico, usted debe de recibir instrucciones por escrito para el cuidado de las puntadas. Las instrucciones pueden incluir el mantener las puntadas secas y asegurarse de mantener la herida fuera de cualquier infección.

Saúl estaba preocupado porque le iban a remover sus puntadas. Entonces agarre algunos pedazos de tela e hice puntadas, yo le enseñe con unas tijeras lo que el doctor haría al remover las puntadas y vio que los trapos no tuvieron que sufrir y el se sintió bien después de la demostración.

Empezando una intravenosa

Muchos de los hospitales pediátricos tienen equipos de técnicos que se especializan en intravenosas y sacado de sangre. Usualmente ellos son muy buenos haciendo su trabajo. Un técnico en intravenosas generalmente usa la vena de la parte baja del brazo o la mano. Primero, el técnico pone una banda apretada arriba del lugar donde pondrá la aguja para hacer grande la vena así será fácil de verla y sentirla. El técnico después hallará la vena, limpiará el área y luego pondrá la aguja. Algunas veces la aguja tendrá que quedar en el brazo y otras veces se removerá dejando un pedazo de plástico o tubo en la vena. El técnico se asegura que la aguja (o el tubo) esta colocado de una manera correcta, entonces cubrirá el área con un vendaje y lo aseguraran con cinta adhesiva.

Algunas formas en la que los padres pueden ayudar:

• Mantenga a su hijo calmado. El cuerpo reacciona al miedo contrayendo la sangre cerca de la superficie de la piel. Entre más calmado este su hijo, más grande estará su vena. Niños pequeños estarán más calmados con los padres presentes; los adolescentes pueden o no desear privacidad. El escuchar música, visualizar una escena tranquila (montañas cubiertas de nieve, flotar en una piscina) o el usar el mismo técnico cada vez ayudará a su hijo.

- Mantenga a su hijo caliente. Temperaturas heladas también hacen que la superficie de los vasos sanguíneos se contraiga. Arropando a su hijo con una manta y poniéndole una botella de agua caliente en el brazo ayudará a agrandar las venas.

- Anime a su hijo a tomar mucho liquido. La hidratación sube el fluido de las venas y las hace mas fácil de encontrar.

- Deje que la gravedad le ayude. Si su hijo está acostado en la cama, haga que el brazo le cuelgue al lado de la cama para que las venas se agranden en el brazo y la mano.

- Dele opciones a su hijo. Si su hijo tiene preferencias, deje que él escoja el brazo de donde le sacaran la sangre. Si su hijo es un veterano de muchas intravenosas deje que escoja la vena de preferencia.

- Dígale a su hijo que está bien decir ¡Ay!, que apreté su mano o que llore.

- Pare si surgen problemas. El secreto al tratar con niños es invertir mucho tiempo en preparación y muy poco tiempo en procedimientos. Si hay algún conflicto entre su hijo y el técnico, este a favor de su hijo. Es mucho mejor tomar un tiempo y reorganizarse que forzarlo y hacer que usted pierda la confianza de su hijo. Los niños pueden ser muy cooperadores si los doctores y los padres respetan sus necesidades y oyen sus deseos.

Si su hijo necesita un tratamiento largo que incluya muchos puyones de agujas, pregunte por EMLA, una crema analgésica disponible con prescripción. La EMLA es aplicada en la piel, que se cubre con una venda hermética y se deja por una hora para que adormite la piel y el tejido interior. En algunos casos puede obstruir venas, usted tiene que experimentar para ver si funciona con su hijo.

Las recomendaciones para procedimientos con intravenosas también son para cuando le sacan sangre del brazo. La sangre igualmente es sacada de la vena más grande de la parte interna del codo usando un procedimiento igual al de las intravenosas, exceptuando que la aguja es removida en vez de ser dejada en el brazo.

Cuando el hijo de cuatro años de mi amiga estaba muy enfermo, ellos me pidieron que le trajera una bolsa de regalos. Fui a la tienda de dólar y compre muchos regalos y los envolví uno por uno. Eran cosas que él podía cargar a la sala de examinación. Cada vez que el doctor le sacaba sangre, él podía abrir un regalo. A él le gustaron las cuatro ranas de plástico.

· · · · ·

David fue puyado muchas veces en una noche y el técnico no pudo ponerle la intravenosa. Le dijimos que no continuara, le dijimos: "El niño esta completamente azul de tanto gritar. El está muy cansado." Por la mañana le pedimos al personal que enviaran a la persona que nunca fallaba. Ella llegó y logró ponerle la intravenosa al primer intento.

Conduciendo un examen

Usted puede evitar que su hijo se sienta incomodo al evadir exámenes innecesarios. Cuando su doctor propone un examen, estas son las preguntas que le hará antes de dar su consentimiento.

- ¿Cuál es el propósito del examen?
- ¿Mi seguro lo cubre?

- ¿Cómo contribuirá al diagnostico o tratamiento?

- ¿Cuales son los riesgos asociados a este examen?

- ¿Hay formas más simples o menos peligrosas para obtener la misma información?

- ¿Cuales son los posibles efectos secundarios y cada cuanto ocurren?

- ¿Porque es necesario hacer este examen ahora? ¿Podemos ver los síntomas y posponer el examen?

- ¿Quién hará el examen? ¿Es una persona calificada? ¿Cuantas veces esa persona ha hecho el examen?

- ¿Cuánto tiempo tomará?

- Por favor explíqueme en detalle que es lo que se hará en el examen.

- ¿Cuándo estarán disponibles los resultados?

- ¿Hay instrucciones especiales a seguir antes o después del examen?

- ¿Hay algunos síntomas por los cuales tendré que llamarle (como dolor, sangrado o fatiga)?

Muchos exámenes pueden ser hechos en un laboratorio antes de que su hijo sea admitido en el hospital. El costo será significativamente bajo. Asegúrese que los resultados sean enviados antes de la hospitalización así no se tendrán que repetirlos.

> *Mi hija de siete años necesitaba un electroencefalograma. Le hice al técnico muchas preguntas: ¿En que tipo de habitación estará? ¿Habrá otros niños allí? ¿Estará en una cama o en una mesa? ¿Puedo quedarme con ella? ¿Cuantos electrodos se le pondrán en la cabeza y como se hará? ¿Tendrán que rasurar su cabello? ¿Cuánto tarda? ¿Habrá partes*

horribles o dolorosas? ¿Es la maquina ruidosa o sin sonido? Después compartí esta información con mi hija y respondí a sus preguntas, el procedimiento fue un éxito. Al final me subí a la mesa y me acosté junto a ella para darle tranquilidad.

CAPITULO 8

Cirugía

COMO MUCHOS PROCEDIMIENTOS MEDICOS, usted puede hacer mucho para que la cirugía de su hijo sea más fácil. La preparación y la comunicación son muy importantes.

Educándose

Cuando el doctor recomiende cirugía a su hijo, usted tendrá que ver si la cirugía es necesaria y si el cirujano disponible es el mejor. En algunas emergencias, no tendrá tiempo de revisar el procedimiento de la cirugía o de conocer al cirujano. Pero usualmente tendrá tiempo de encontrar al doctor y el hospital que mejor le ayude a su hijo.

Usted tiene que aprender del procedimiento propuesto para la cirugía y hacer muchas preguntas hasta que entienda lo que se hará. Los libros, el Internet y artículos a un nivel técnico son buenos medios para empezar su investigación. Verifique cualquier información que obtenga—algunas fuentes de información son disfraces para lanzamientos de venta. El doctor de su hijo le dará un video o libro que le explicara la cirugía. Pregúntele al doctor si sus técnicas varían de las descritas en los materiales que usted obtuvo, así usted y su hijo sabrán que esperar.

Después de leer el procedimiento, usted probablemente tendrá una lista de preguntas que hacerle al doctor de su hijo. Le ayudará el escribir sus preguntas así usted no olvidará ninguna. Grabe o escriba las respuestas que le dé el doctor así las podrá revisar en un futuro.

Algunos padres recomiendan revisar al equipo de doctores que harán la cirugía, especialmente el cirujano o el anestesista.

- Pregúntele al cirujano acerca de su experiencia y las veces que ha hecho la operación que le hará a su hijo.
- Pregúntele al cirujano si las operaciones realizadas han sido un éxito, como las califica y como define el éxito.
- Asegúrese que el anestesista sea certificado y si tiene experiencia en casos pediátricos.

Usted también puede obtener información por canales informales: amigos en el campo de medicina, personal de hospital donde usted sea conocida o con otros pacientes. Esto puede parecer una intromisión, pero recolectar información le ayudará a tener el mejor cuidado para su hijo.

Usted tiene el derecho de pedir un cirujano específico y un anestesiólogo, en algunos casos su seguro le restringirá sus opciones. Algunas veces tendrá que insistir en el horario donde esté el cirujano y anestesiólogo de su preferencia.

Nosotros tuvimos una mala experiencia con el anestesiólogo y decidimos desde allí en adelante, que nosotros lo escogeríamos, en vez de que nos lo asignaran. Yo quería uno competente y compasivo, que hablará con mi hija adolescente y respondiera a sus preguntas. Ella tiene cirugías muy frecuentemente y hago lo posible para que todo salga bien.

Yo le pregunté al personal del hospital, a nuestro doctor de cabecera y algunas enfermeras por recomendaciones. Fuimos a conocer al doctor de quien recibimos las mejores referencias, ella es fabulosa.

Nos aseguramos que nos pongan en el horario de la Dra. V. y llamamos a la sala de operaciones el día antes para confirmar que todo esté listo.

Educando a su hijo

La mayoría de los niños se enfrentan mejor a la cirugía si usted los comienza a preparar al momento que sepa de la operación. Explicándole porque una cirugía es necesaria y como será. Lea libros con su hijo acerca de hospitales y dele la oportunidad de que le haga preguntas.

Usted debe revisar como su hijo entiende el procedimiento; un mal entendimiento puede hacer que su hijo tenga miedo. Su hijo puede tener preguntas que usted no se imagina.

Usted también debe explicarle lo de la anestesia: su hijo se dormirá por un periodo corto y cuando se levante, la cirugía habrá terminado. Los niños deben de entender que el dormir bajo anestesia no es lo mismo que dormir regularmente. Explíquele que no despertará durante la operación y no recordará lo ocurrido.

Trate de hacer una reunión entre su hijo y los miembros del equipo médico, particularmente el cirujano y el anestesiólogo. Los doctores y las enfermeras del equipo pueden responder preguntas y son los que menos asustaran a su hijo si son caras familiares.

Su hijo necesita saber si irá a la sala de operaciones en la cama o en silla de ruedas, en el cuarto de operaciones, los doctores y enfermeras usaran mascaras azules, mallas para cubrir su cabello y uniformes que parecen pijamas. Usted puede decirle a su hijo que, a pesar de haber conocido al cirujano, es difícil de identificarlo entre las personas de uniformes y mascaras azules.

Su doctor o cirujano puede explicarle a su hijo que esperar después de la cirugía: la intravenosa, el catéter, vendajes, puntadas, cicatrices y la necesidad de muletas o una silla de ruedas. También, trate de preparar a su hijo por cualquier dolor. Por ejemplo, su garganta le dolerá después que sus amígdalas son sacadas o su estomago le dolerá después de una apendicectomía. La mayoria de niños pueden soportar lo incomodo, pero les va mejor cuando están preparados.

Las personas que han tenido la misma operación pueden contestar muchas de las preguntas que su hijo tenga. Inclusive con cirugías menores, los niños piensan que van a morir. Conocer a personas que han pasado la cirugía con éxito puede ser reconfortante para su hijo.

Otra información que debe conocer antes de la operación es:

- Instrucciones para la noche antes de la cirugía. Investigue si hay prohibiciones de comida y bebida. Programando la cirugía por la mañana puede prevenir hambre y sed para evitar un problema.

- Prescripciones. Si puede pedir sus prescripciones antes, será mucho mejor llenarlas antes de la operación que después.

- Pregunte si van a haber restricciones en la dieta o ejercicio después de la cirugía.

> *A pesar de que yo tenía quince años cuando me hicieron el diagnóstico, yo fui tratada en el hospital de niños. La comida era para niños, el personal era muy calmado ("Si usted quería ver los peces usted podía ir abajo, no había problema"), esta es la parte que yo creía la mas dulce: podía llevar su peluche preferido a la cirugía, no había problema. Yo lleve mi osito—él ha estado conmigo desde que tenía unas semanas de nacida. Está un poco viejito pero es muy lindo— y mis dos favoritas Biblias en ambas cirugías. Ellos*

no las movieron hasta que estaba bien "dormida"
y las pusieron de nuevo cuando me transfirieron a
recuperación, nunca me hicieron falta.

• • • • •

Mi hija Clara, ha estado hospitalizada dos veces,
por amigdalectomía y para ponerle unos tubos en sus
oídos. Antes de las dos operaciones, la llevamos al
supermercado para que escogiera paletas de hielo y
helado para cuando regresará a casa. Fuimos también
a la biblioteca donde escogió libros para leer y
rentamos una película. También dejamos que escogiera
nuevas cameras y pijamas. Todas estas cosas le dieron
control para lo que iba a suceder y también algo
excitante por lo que sucedería después de la operación.
Nos dió la oportunidad de decirle que iba a estar
adolorida y cansada, pero que podíamos tener un
tiempo divertido.

La cirugía

Algunos hospitales dejan que los padres estén presentes cuando sus hijos son anestesiados, otros no. Muchos padres se sienten suficientemente fuertes para estar presentes hasta que su hijo esté bien sedado. Algunos han cambiando de hospitales o han ganado cambios temporales en procedimientos para estar con sus hijos.

Su hijo puede que se asuste cuando le coloquen la máscara de anestesia en su cara. Muchos anestesiólogos hacen que el niño escoja entre distintos sabores de gas para que la mascara sea más aceptable. Si usted está presente, puede hacer sentir bien a su hijo agarrándole la mano, cantándole, contándole historias o simplemente asegurándose de que le puede ver antes de dormirse.

Por más que usted quiera, usted no puede ir con su hijo a la sala de operaciones. La espera puede ser muy difícil, pero este puede ser un buen momento para respirar aire fresco, comer algo, hacer una llamada telefónica o tomar un descanso de la rutina del hospital. Su hijo le necesitará cuando despierte y mientras más relajado y calmado está, mejor se sentirán ambos.

El cuarto de recuperación

Algunos hospitales aceptan que los padres estén en el cuarto de recuperaciones, otros no. Investigue la política del hospital y explíquele esto a su hijo antes de la operación, su hijo sabrá que esperar cuando se despierte.

Ya sea que se encuentre con su hijo en el cuarto de recuperación o después, consuélelo de la manera que pueda: tomándole la mano, cargarlo, cántale canciones, ponerle música, ver televisión o leerle un libro.

> Yo le dije al personal que tenía que estar con Cristina cuando fuera anestesiada y cuando se levantará. El ir al cuarto de recuperación no era una norma generalizada, el cirujano hizo bien los arreglos antes de la cirugía. Cuando le dieron a Cristina los medicamentos antes de la operación ella se sintió feliz y se reía de todo. Ella se sonrió y me saludó al mismo tiempo que ellos la llevaban al cuarto de operación. Después de la operación, yo fui lo primero que ella vió cuando abrió sus ojos.

Regresando a casa

Quizás usted tendrá que proveer algún cuidado médico cuando su hijo regrese a casa. Si es así, prepárese para tener lo necesario en equipo médico en su casa antes que su hijo deje el hospital.

También trate de hacer cambios especiales en su casa por adelantado. Como crear un área de dormir en el piso de abajo si su hijo no puede subir las gradas. Si su hospital tiene un trabajador social o una persona encargada de dar de alta a los pacientes, hable con ellos antes de que salga, para asegurarse que usted tiene toda la información necesaria.

Si su hijo necesita del cuidado de una enfermera, terapia física u otros servicios después de dejar el hospital, asegúrese que el doctor pone esto en los papeles que le den cuando salga del hospital. Algunos seguros se rehúsan a pagar por cuidado después de la hospitalización, solamente si hay un documento médico que lo recomiende.

Quizás su familia necesitará varios días o semanas para recuperarse antes de que la vida vuelva a lo normal. No tenga miedo de decirle a su familia o amigos que usted necesita un tiempo de descanso por varios días después que su hijo regrese a casa. La hospitalización puede crear mucha tensión en las familias y todos pueden beneficiarse de este tiempo de descanso.

> *Después de que a Clara le hicieron la amigda lotomia, ella se sentía muy bien. Un amigo vino de visita con sus tres hijos. Los niños jugaron muy fuerte: meciéndose en los columpios y corriendo por todos lados. Me hubiera gustado mantenerla calmada y haberles dicho que se marcharan a casa temprano. La visita le creo mucha tensión y estuvo enferma por los siguientes dos días.*

CAPITULO 9

Manejo del dolor

MUCHAS DE LAS HOSPITALIZACIONES RESULTAN en un grado de dolor para los niños. Los procedimientos como sacar sangre, insertar intravenosas, componer un hueso roto o hacer puntadas son comunes eventos de dolor. Los primeros días después de una cirugía son muy dolorosos también.

Grandes avances se han hecho en identificar y tratar los dolores. Los dos métodos principales para prevenir el dolor causado por procedimientos son psicológicos (usando la mente) y farmacológicos (usando medicamentos).

Método psicológico

No hay mayor miedo que el miedo a lo desconocido. Si los niños saben que es lo que va a pasar, donde pasará, quien estará allí y como se sentirá, ellos estarán más dispuestos a cooperar. Pregúntele al especialista en niños del hospital al psicólogo o a una enfermera entrenada sobre las diferentes formas de manejar el dolor, para discutirlo y practicarlo con su niño.

- Explique cada uno de los pasos del procedimiento. Inclusive cuando piense que su niño entiende, pregúntele que cree que va a pasar. Muchos padres quedan muy sorprendidos por los conceptos erróneos de sus hijos.

- Si es posible, conozca a la persona que realizará el procedimiento y permita a su hijo hacer preguntas.
- Recorra el cuarto donde se llevará a cabo el procedimiento.
- Mire los instrumentos que ellos usarán.
- Permita que los niños pequeños jueguen a hacer el procedimiento con muñecos.
- Deje que los niños más grandes observen una demostración en muñecos.
- Muéstrele a los adolescentes videos que describan el procedimiento.
- Anime discusiones y conteste preguntas.

> *Ana de siete años de edad necesitaba frecuentes extracciones de sangre para monitorear los niveles del medicamento dilatin (para los ataques epilépticos). Antes del primero, nosotros compramos una nueva muñeca y le pusimos agujas. Luego fuimos al laboratorio y conoció a Bárbara la técnica ella le contó a Ana acerca de sus perros (ella tenía sus fotos en la pared). Ellas realmente se conectaron. Bárbara le enseñó las agujas y permitió a Ana ver a algunas personas cuando les hacían sus extracciones de sangre. Bárbara la tranquilizó diciendo, "Soy muy buena y muy rápida con esto." Ana se sintió mucho mejor después de la visita.*

No hay sustituto como una buena preparación para ayudar a su hijo a ir a un procedimiento médico. Pero usted también debe estar dispuesto a usar técnicas psicológicas para disminuir el dolor de su hijo.

- La hipnosis es un bien-documentado método para reducir la incomodidad durante un procedimiento doloroso. La hipnosis requiere tratamiento individual para cada niño, por lo que debe estar disponible en el hospital de su niño o usted deberá buscar un profesional privado.

- Los padres pueden enseñar imágenes, que es un método parecido a la hipnosis. Los niños deben de practicar la técnica de imágenes antes del procedimiento. Su niño tiene que visualizar y enfocarse en un objeto en el cuarto, sostener su mano, respirar profundo e imaginar una escena tranquila. (Algunos recursos acerca de esta técnica están citados en la sección de *Recursos* de este libro.)

- Usted puede usar técnicas de distracción con grupos de todas las edades, pero no debe de ser usado como substituto de la preparación. Objetos con movimiento y colorido pueden distraer bebes. Los padres pueden distraer niños de pre-escolar enseñándoles libros de figuras o videos, contando historias, cantando canciones o soplando burbujas. El abrazar su peluche favorito conforta mucho a los más pequeños. Niños en edad escolar y adolescentes pueden ver videos, televisión o escuchar música. Muchas instituciones usan videos interactivos para ayudar a distraer niños grandes o adolescentes.

- Muchas tiendas y cuartos de recursos de hospitales tienen cintas de relajación o visualización que los niños pueden escuchar usando audífonos.

> *Yo descubrí mi lugar especial cuando tenía doce años, durante una sesión de relajación. Mi lugar está rodeado de arena y de altas y abanicadas palmeras en todos lados. El cielo es siempre claro; el sol es muy brillante. Cada vez que yo voy a ese lugar yo me acuesto para sentir la firme arena debajo de mí. Algunas veces yo me levanto para buscar conchas de mar. Yo siento la brisa que viene a mí y puedo oler el agua salada. Siempre que me*

siento triste, sola o si tengo dolor, usualmente salto
al agua porque me siento aliviada. Me gusta flotar
en el agua porque me da un sentimiento refrescante
de que nadie me puede lastimar en ese lugar.

Otras terapias que son usadas con mucho éxito para luchar contra el dolor en los tratamientos médicos son la relajación, biofeedback (proceso de suministro de una información individual generalmente visual o auditiva), masaje y la acupuntura.

Método farmacológico

Algunos hospitales ofrecen sedantes o anestesia para procedimientos dolorosos; otros no. Algunas veces la anestesia está disponible solo para niños pequeños o niños demasiado ansiosos. Si los procedimientos dolorosos angustian a su hijo, investigue todas las opciones disponibles para aliviar el dolor.

Mi hijo estaba en cuidado intensivo de pediatría
con una fractura en el cráneo por un accidente
en su bicicleta. Ellos lo tenían sedado pero yo no
creí que ellos le estuvieran dando un adecuado
medicamento para el dolor. Él estaba inconsciente
pero todavía lloraba. La enfermera llamó al doctor
pero no se pudieron cambiar sus instrucciones. Yo
le pedí a ella que escribiera en la tabla, "Los padres
exigen ver al doctor a primeras horas de la
mañana para discutir el manejo del dolor." En la
mañana entró un nuevo doctor (el primero se fue
de vacaciones) quien dijo, "Hola, mi nombre es Dr.
S. Yo di la orden de eliminar la sedación y aumenté
los medicamentos para el dolor." Problema resuelto.

El medicamento ideal para aliviar el dolor debe ser fácil de administrar, debe de tener pocos y predecibles efectos, debe proveer adecuado alivio al dolor y durar poco tiempo. Los medicamentos para el dolor pueden ser administrados por intravenosa, en la piel, por la boca y ocasionalmente con paletas de dulce.

Hay muchos tipos de medicamentos y muchos métodos para administrarlos. Los procedimientos pueden hacerse con anestesia local, sedantes temporales o anestesia general. Discuta con el doctor y el anestesiólogo que método será mejor para su hijo.

Todos los sedantes pueden resultar en complicación, el más común es disminución o falta de la respiración. Entrenado y experimentado personal puede manejar la sedación y su hijo deberá ser monitoriado hasta que se recobre por completo.

> *Saúl de diez años de edad se cayo y se hizo una cortada profunda hasta el hueso en su frente. Yo lo lleve a la sala de emergencias y les dije que su piel se marcaba muy fácil y nosotros necesitábamos un cirujano plástico para hacer el procedimiento. Ellos se resistieron; yo ins istí. Nosotros terminamos esperando durante cuatro horas. El cirujano plástico le roció un anestésico esperó unos minutos y antes de ponerle la inyección del anestésico. Saúl no sintió nada, lo que fue muy bueno porque requería de muchas puntadas internas y externas. La cicatriz es tan poco visible que no la podrías notar.*

Determinando si su hijo tiene dolor

Recién nacidos, bebes, niños de edad escolar y adolescentes todos demuestran su dolor de diferente manera.

- Los recién nacidos con dolor se mueven menos. Ellos se pueden volver irritables y llorar frecuentemente. Su apetito disminuye. Ellos pueden llorar si los mueven o los tocan. Los padres conocen muy bien a sus recién nacidos y deben intervenir para que se les suministre el medicamento apropiado si su hijo tiene dolor.

- Los bebes pueden volverse irritables, llorar o mostrar enojo si tienen dolor. Ellos pueden perder todo el interés de jugar. Su respiración puede ser más rápida y superficial. Ellos posiblemente no podrán describir su dolor con palabras, pero pueden señalar que les duele si se les pregunta, "¿Donde tiene su dolor?"

- Los niños de edad escolar pueden decirle cuando ellos tienen dolor. Usted puede preguntarle a su hijo donde le duele y cuanto. Las enfermeras deben de tener láminas con serie de caras (desde riéndose hasta llorando) que pueden ayudar a su hijo a explicar cuanto dolor está sintiendo. Algunos niños pequeños no demuestran su dolor porque les da miedo el que "les pondrán una inyección." Tome tiempo antes para explicarles que ellos pueden tomar medicamentos para el dolor por medio de una intravenosa o por la boca y que la medicina los hará sentirse mejor, no peor.

- Los adolescentes reaccionan al dolor igual que los adultos. Ellos pueden ponerse enojados, apartados, tener sueño y apetito interrumpido o volverse callados y quietos. Cualquier cambio de conducta debe de ser investigada. Los adolescentes frecuentemente no reportan su dolor por miedo a tener que tomar medicamentos que los hagan adictos. Tranquilice a su hijo explicándole que los pacientes raras veces se vuelven adictos a los medicamentos para el dolor. Sea minucioso, la información correcta sobre el dolor y formas de manejar el dolor son cruciales para los adolescentes.

Medicamentos usados para tratar el dolor

El dolor de los niños es típicamente tratado con algunos medicamentos usados en adultos. Los dolores poco severos pueden ser tratados con acetaminofen (Tylenol). Narcóticos medios como codeína, son usados para dolores moderados. El dolor severo—como el experimentado los primeros días después de una cirugía mayor—pueden ser un tratamiento efectivo con un amplio rango de medicamentos. Este tipo de droga puede ser dada por la boca, por intravenosa, en un supositorio o por inyección (rara en niños).

El suministrar medicamento para el dolor puede prevenir que el dolor de su hijo se vuelva insoportable. Cumpla muy de cerca las indicaciones del especialista para mantener un nivel constante de medicamentos en el cuerpo de su hijo. Si usted espera hasta que su hijo tenga dolor antes de dar el medicamento, su hijo deberá tomar una dosis mayor para sentirse cómodo de nuevo.

Si el medicamento recetado no está calmando el dolor de su hijo, o su hijo siente muchas nauseas, dígaselo a la enfermera y al doctor. Muchos hospitales tienen "un equipo para el dolor" especialistas en control del dolor. Pregunte para hacer una consulta a este equipo si el personal no puede manejar el dolor o la nausea de su hijo.

CAPITULO 10

Familia y amigos: Que decir

UNA ENFERMEDAD O LESIÓN TAN SERIA que requiera hospitalización crea un efecto de ir y venir, primero tocando a la familia inmediata, amigos, compañeros de trabajo, compañeros de escuela, miembros de la iglesia y el resto de la comunidad. Las familias pueden esperar apoyo y ayuda generosa, así como desilusión también. Los padres pueden encontrar familia y amigos que ayuden en formas extraordinarias. Pero algunas veces, esos que pueden proveer de mucha ayuda pueden traerle también mucha tensión.

Informando a la familia y amigos

Si su hijo va al hospital por una revisión de rutina o por una enfermedad que no es muy grave, usted probablemente no tendrá que comunicarle a nadie afuera de su familia inmediata. Cuando la enfermedad o la lesión es grave, notificar a familiares y amigos se vuelve algo doloroso pero necesario.

La manera más fácil de decirle a los familiares y amigos es elegir a una persona para que haga el trabajo. Hablándole a un familiar, vecino o amigo cercano previene numerosas conversaciones acerca de la enfermedad o lesión. La mayoría de los padres están a la orilla de la cama de sus hijos y quieren evitar trastornos emocionales, especialmente frente a ellos. Los padres deben reconocer que las emociones de sus familiares y amigos se reflejan en sí mismos: miedo, sobresalto, preocupaciones e impotencia. Si los conocidos quieren ayudar pero no saben que hacer o decir, ellos agradecerán recibir cualquier consejo acerca de cómo pueden ayudar.

> *Los primeros tres días en el hospital yo pasé mucho tiempo llorando en el teléfono hablando con amigos y familiares. Entonces vi que esto le hacia mucho daño a mi hija de dos años. Desconecté el teléfono y así lo deje. Ahora cada vez que Julia está hospitalizada, le habló a una amiga para que ella les diga a los demás, desconectó el teléfono nuevamente y me concentró en mi hija.*

Comunicación

Las familias necesitan tener clara comunicación que pueda ayudar. Una cadena telefónica es una buena forma de mantener informados a familia y amigos acerca del progreso de su hijo. Usted también puede delegar a un miembro de la familia como comunicador. Esta persona le dará la información a otra persona y esta telefonea a otras. Algunas familias también dejan mensajes en las maquinas contestadoras.

Algunas veces, especialmente cuando la enfermedad es severa, los padres deben hacer algunas cosas extras para mantener a familias y amigos informados y envueltos.

- Anime a todos los miembros de la familia a que se mantengan en contacto con visitas, llamadas, correo, videos, audio cintas o fotos.

- Llame si no ha sabido nada de miembros de la familia o amigos cercanos. A veces el silencio significa que ellos no saben que hacer o decir.

- Dígale a familiares o amigos cuando su hijo está muy enfermo o fatigado para recibir compañía. Cuando las visitas son bienvenidas, hágalas rápidas y alegres. Las visitas largas pueden empeorar a su hijo enfermo o agobiar a los padres cansados.

Que decir

Muchas personas se sienten sin confianza en la presencia de una familia con un hijo enfermo, particularmente si la enfermedad es severa. Palabras alentadoras son bienvenidas y una oferta específica puede ser aceptada o delicadamente rechazada.

- Lo siento.

- No llame antes porque no sabía que decir.

- A nuestra familia nos gustaría hacer su trabajo de yarda. Cortaremos la grama, podaremos las flores y rastrillaremos las hojas.

- Queremos limpiarle su casa una vez por semana, ¿Qué día lo podemos hacer?

- ¿Ayudará si cuidamos de su perro (gato o pájaro)? Nos encantaría hacerlo.

- Yo llevo a caminar a mi perro tres veces al día. ¿Puedo hacer lo mismo con el suyo también?

- La iglesia está preparando un sistema de entregas de comida a su casa. ¿Cuál es la mejor hora de hacer esa entrega?

- Yo puedo cuidar de sus hijos cuando necesite llevar a Jaime al hospital. Llámenos a cualquier hora del día o de la noche, y los iremos a traer.

Muchos amigos que quieren lo mejor dicen, "Déjeme
saber que puedo hacer." Hubiera querido que ellos solo
"hicieran" en vez de preguntar por direcciones. Toma
mucha energía el decidir, hablarles, y hacer los
arreglos. Hubiera querido que alguien dijera, "¿Cuándo
es el día de tu visita clínica? Te traeré cena" o "Les
cuidaré a sus hijos el domingo para que tu y tu esposo
puedan ir a comer juntos."

Cosas que no ayudan

Por ignorancia, personas dicen cosas que duelen a padres con
hijos enfermos o lesionados. Si usted es familiar o amigo de un
padre que tiene un hijo hospitalizado, por favor no diga lo
siguiente:

- "Dios solo le da a las personas lo que pueden cargar." Algunas
  personas no pueden soportar la tensión relacionada con la
  enfermedad o lesión de su hijo.
- "Yo sé bien como se siente." A menos que usted tenga un hijo
  en la misma situación, usted sencillamente no sabe nada.
- "Usted es muy valiente" o "Usted es muy fuerte." Los padres
  de hijos muy enfermos no son héroes; ellos son gente común
  y corriente pasando por una situación muy tensa.

Los padres hacen las siguientes sugerencias de cosas que evadir:

- No diga, "Déjenos saber que podemos hacer." Es mejor decir
  algo especifico.
- No haga comentarios personales frente a un niño: "El ha
  perdido mucho peso" o "Ella está muy pálida."
- No haga cosas que requieran que el padre tenga que apo-
  yarlo a usted (por ejemplo, llamar repetidamente llorando).
- Especialmente si el tratamiento es largo, no hable solamente
  de la enfermedad. Conversaciones diferentes son bienvenidas.

- No pregunte "Que tal sí": ¿Qué tal sí él no puede ir a la escuela? ¿Qué tal si su seguro no lo cubre? ¿Qué tal si empeora? Los padres solo pueden con lo que está sucediendo en el presente.

A muchos padres les gusta oír historias de otros niños que usted conoce que han tenido una situación similar y están bien. No comparta historias acerca de niños que no estén bien, que tengan efectos secundarios por largo tiempo o que han muerto.

Enfermedades serias: Perdiendo amigos

Las enfermedades serias, como cáncer en un niño, o lesiones serias como un daño en la espina dorsal o en el cerebro, pone mucha presión en todo mundo. Desafortunadamente, la mayoría de los padres con hijos con enfermedades de larga duración o enfermedades permanentes pierden amigos. Algunos amigos pueden aguantar pero tarde o temprano desaparecen o gradualmente se alejan. Usted puede mantener un amigo estando en contacto, pero algunas veces ellos no pueden soportar tanta tensión.

Algunos padres distribuyen revistas de noticias a sus amigos describiendo el progreso de su hijo y la tensión por la que están pasando. Las revistas de noticias le dan a los amigos opciones: ellos pueden estar en contacto o desaparecer.

> *Él estuvo entrando y saliendo del hospital durante tres años y a excepción de un buen amigo, ninguno de mis amigos hablo cuando estaba en casa. Al parecer, después de los primeros tres meses de crisis, se salieron de la situación, como regularmente sucede.*

CAPITULO 11

Familia y amigos: Cómo ayudar

UNA ENFERMEDAD O LESIÓN SERIA EN SU HIJO puede convulsionar una familia—crear tensión en el tiempo, las finanzas y las emociones. La ayuda de amigos y familiares es una parte crucial de las habilidades de la familia para sobrepasar los problemas de sus vidas.

Muchos familiares y amigos querrán ayudar, pero ellos no saben como. Las siguientes secciones describen cosas que usted puede hacer por una familia con un niño en el hospital. Sin embargo algunos de los consejos son mas apropiados para una enfermedad de larga duración o recuperación, esto le dará una buena idea para cualquier hospitalización.

Ayuda en el hospital

Miembros de la familia y amigos pueden hallar muchas formas de hacer la hospitalización de su hijo una experiencia más placentera.

- Envíe globos, tarjetas cómicas, carteles, juguetes o libros de humor. Una recamara bien adornada hace sentir mejor el espíritu de un niño.

- Envíe videos cómicos o llegue con un buen chiste. El reír ayuda a curar la mente y al cuerpo.

- Traiga juguetes. Rompecabezas, juegos, libros con fotos, libros de colorear, juegos de computadoras apropiados para la edad del niño (usted puede traerle una computadora portátil si el niño no tiene una disponible), discos compactos o audio cintas y pinturas son bienvenidas.

- Traiga una canasta con bocadillos y jugos para los miembros de la familia.

- Ofrézcase para que los padres tengan un descanso de la habitación del hospital. Un tiempo de caminar, una salida de compras, un corte de pelo o un baño largo puede ser muy refrescante.

- Done millas de viajes a familias distantes que tengan el tiempo—pero no el dinero—para ayudar, si el tratamiento o lesión es largo o severo.

> *Una de las cosas más buenas que mis amigos*
> *hicieron fue traer una canasta de día de campo*
> *llena de comida al hospital. Pusimos una manta*
> *en el suelo, Erica salió de la cama y toda la familia*
> *nos sentamos juntos y comimos. Mucha gente no*
> *sabe lo caro que es comer en la cafetería del*
> *hospital, el día de campo no solo fue divertido, sino*
> *que también nos ayudó a ahorrar unos dólares.*

Deberes domésticos

Los padres con hijos enfermos o lesionados muchas veces no pueden hacer los deberes diarios. Familiares y amigos pueden ayudar con estos deberes de rutina, aun cuando la enfermedad o lesión no sea muy seria, un plato de comida casera o una bolsa con juguetes pueden expresar amor y proveer comodidad.

- Abastezca de alimentos.
- Encárguese de las mascotas.
- Corte la grama, remueva la nieve, corte hojas, quite la mala hierba del jardín.
- Limpie la casa.
- Haga las compras (especialmente si la familia ha estado mucho tiempo en un hospital).
- Haga la lavandería. Entregue y recoja ropa de la tintorería.
- Ofrezca un lugar donde quedarse cerca del hospital.

Amigos de nuestra casa nos enviaron cajas de suplementos de arte cuando toda la familia pasó las primeras diez semanas en la casa de Ronald McDonald muy lejos de nuestra casa. Ellos enviaron tijeras, pinturas, papel, lápices de color. Fue una gran ayuda para Berta y sus dos hermanas. Un amigo incluso nos envió un paquete de día de Pascua con sus sombreros para las niñas y flores, listones y pegamento para decorarlos.

Hermanos

Los hermanos de niños hospitalizados necesitan mucho amor, atención y cariño. Amigos y familiares pueden ayudar cuando los padres están muy ocupados.

- Cuide a los niños cuando los padres van a citas con el doctor, a la sala de emergencias o cuando el niño necesite quedarse en el hospital por un largo tiempo.
- Cuando los padres están en casa con un hijo enfermo, lleve a los hermanos al parque, a un evento deportivo o al cine.
- Invite a los hermanos a comer.

- Si usted le trae un regalo al niño enfermo, traiga algo para los otros hermanos.
- Ofrezca ayudar a los hermanos con sus tareas.
- Lleve a los hermanos a juegos o a la escuela.
- Escuche a los hermanos cuando ellos necesiten hablar.

Apoyo psicológico

Los padres de un niño enfermo o lesionado se pueden sentir abrumados, asustados y exhaustos. Ellos necesitan ayuda práctica y emocional de familiares y amigos.

- Llame frecuentemente, sea abierto para escuchar hablar cuando los padres quieren hablar acerca de sus sentimientos.
- Llame para hablar de otras cosas que no sean de la enfermedad del niño.
- Quédese en el hospital con el niño si los padres tienen que trabajar.
- Llame al trabajador social del hospital para ver si hay grupos de apoyo para padres e hijos en su área si usted piensa que la familia puede estar interesada.
- Lleve a los padres y al niño al hospital.
- Compre libros (cómicos o alentadores) para miembros de la familia si a ellos les gusta la lectura.
- Envíe tarjetas, cartas, faxes, audio cintas, o videocintas.

> *Las noticias llegaron a la ciudad de mis padres*
> *y yo recibí tarjetas de mis compañeros de escuela,*
> *que todavía se interesan en escribir y decir rezamos*
> *por ustedes, por favor déjanos saber como van las*
> *cosas. Fue muy alentador recibir tantas tarjetas*
> *que decían, "Pienso en ti."*

- Cuide del niño enfermo para que los padres vayan a comer algo, a hacer ejercicios o solo para salir del hospital.
- Done sangre. Su sangre no necesariamente será utilizada para el niño enfermo pero se utilizará para llevar el inventario general.
- De muchos abrazos.

> Mis amigos nos apoyaron mucho y no nos criticaron, en los meses siguientes de cuando mi hijo fue diagnosticado con cáncer. Padres en crisis hacen cosas extraños algunas veces. Destruí mi cocina para remodelarla por completo. Algunas personas pensaron que estaba loca, pero mis viejas amigas sabían que tenía que hacer algo para sacar de la mente la enfermedad de mi hijo. Su comprensión me ayudó mucho.

Soporte financiero

El ayudar a la familia a llevar sus asuntos financieros al mismo tiempo que el niño esté enfermo o lesionado puede ser un gran regalo. Aun los padres con seguro que cubre todo, pueden gastar un 25 por ciento de sus salarios en pequeños pagos, viajes, moteles, comidas y otras cosas cuando el niño está hospitalizado por largo tiempo por una enfermedad o lesión seria. Padres sin seguro o con seguros con poca cobertura pueden perder sus ahorros o hasta su casa. Familiares y amigos pueden hallar muchas formas de ayudar.

- Comience un fondo de ayuda. (Refiérase *A Special Way to Care*, de Sheila Peterson, enlistada en la sección de *English Resources*.)

- Forme parte de una licencia. El gobierno federal y algunas compañías tienen licencias de bancos que permiten a personas que están enfermas o que están cuidando de alguien enfermo a usar licencias de compañeros de trabajo así que ellos no pierden sus salarios.

- Comparta trabajos. Algunas familias hacen arreglos de trabajos compartidos en el que el compañero de trabajo dona tiempo para hacer el trabajo que no puede hacer el padre que está en el hospital. Los trabajos compartidos hacen que las tareas se hagan, mantienen paz en el trabajo y previene de perdidas financieras para la familia. Amigos con experiencias similares (procesadores de palabras, llenado de formas o ventas, por ejemplo) puede que roten en el trabajo como voluntario para cubrir los padres de niños enfermos.

- Recolecte dinero organizando ventas de pasteles, bailes o una rifa.

- De a la familia certificados de compra de restaurantes que hagan entregas a domicilio.

- Encárguese de cuentas del hospital. El llevar las cuentas médicas puede llevarle mucho tiempo, puede ser frustrante y muy cansado. Si usted es un familiar cercano o amigo, usted puede ofrecerse a revisar, organizar y archivar (o meter datos a la computadora) el papeleo voluminoso. Hacer llamadas y hacer cartas a los deudores acerca de reclamos o errores en las cuentas es de mucha ayuda.

> *Los compañeros de trabajo de mi esposo no colectaron dinero, pero hicieron algo mucho más valioso. Ellos le donaron horas de enfermedad, por lo que él pudo estar en el hospital frecuentemente durante los primeros meses sin perder el pago.*

Ayuda de los compañeros de clase

Los compañeros de clase y amigos pueden ser de mucha ayuda al niño enfermo o lesionado dándole apoyo y aliento en ayudarle a sentir que todavía es parte del grupo.

- Anime a que lo visiten (si es apropiado), tarjetas y llamadas de compañeros de clase.

- Asegúrese que los niños que visiten estén preparados a lo que verán en el hospital. Dígale a los padres, "Juan tendrá un tubo en su nariz" o "La piel de Carmen estará inflamada."

- Pídale al maestro que envíe el periódico de la escuela y otras noticias con las tareas.

- Los compañeros pueden firmar una bandera con sus nombres y enviarlas al hospital.

- El maestro o el director puede poner en la línea telefónica a todos los compañeros para que platiquen con el niño.

- Haga un video de su hijo en el hospital para enviarlo a sus compañeros; el puede describir su vida en el hospital, presentar a sus enfermeras y doctores o llevarlos en un recorrido al hospital. Luego hacer que los compañeros le envíen un video a él. Esto puede ser un valioso y bonito recuerdo.

Los compañeros de kindergarten de Tomás le enviaron un cuadro dibujado por todos sus compañeros de clase. También le hicieron un libro. En otra ocasión le enviaron una carta escrita en un papel muy grande. Él estaba muy ansioso de regresar a la escuela.

Apoyo religioso

Su iglesia y la comunidad religiosa pueden ser una enorme ayuda espiritual y práctica.

- Pida al pastor o miembro de la iglesia que visiten el hospital, si la familia lo desea.

- Pida que oren por el niño enfermo.

- Pregunte a la clase dominical (o cualquier clase religiosa de cualquier denominación a la que su familia pertenezca) que envíen fotos, carteles, cartas, globos o videos al niño enfermo.

> *El día que diagnosticaron a nuestro hijo, corrimos con los vecinos para que nos cuidaran al perro. La noticia del diagnostico se regó de inmediato. Nos dimos cuenta que esa noche cinco de nuestros vecinos se reunieron la misma noche para orar por Tomás.*

CAPITULO 12

Sentimientos y comportamientos

BAJO LAS MEJORES CIRCUNSTANCIAS, la crianza de un niño puede ser intimidante. Cuando el ser padre se complica por una crisis, como una enfermedad seria, la comunicación con la familia puede sufrir. En tiempos normales, los niños saben las reglas de la familia y entienden los limites en su comportamiento. Cuando eventos de tensión ocurren la vida de las familias normales se interrumpe, los sentimientos confusos y de angustia pueden ocurrir. La forma de educar debe cambiar en respuesta a las necesidades de cambios de los niños.

Sentimientos

Los niños generalmente tienen menos habilidades de tener fuerza que los adultos. Ellos pueden ser vencidos por los sentimientos cuando están enfermos o lastimados. En tiempos cambiantes los niños y adolescentes pueden sentir miedo, enojo, resentimiento, falta de poder, intromisión, soledad, incomodidad, inferioridad, incompetencia, traición. Todos estos sentimientos, si se dejan sin resolver, crean tensión. Los niños necesitan aprender formas de como manejar estos sentimientos para evitar que se porten mal (haciendo berrinches, por ejemplo) teniendo depresión o apartándose.

Una buena comunicación es el primer paso para ayudar a su familia a tener suficiente fuerza con sentimientos y cambios traídos por enfermedades y lesiones.

- **Honestidad.** Sobre todo, los niños tienen que creer en sus padres. Ellos pueden enfrentar casi todo cuando saben que sus padres están a su lado. La confianza requiere de honestidad. Para que los niños se sientan seguros, ellos deben saber que los padres les dirán la verdad, ya sea buena o mala.

- **Escuchar.** Cuando usted está pasando por una enfermedad o lesión de su hijo, el tan solo pasar un día puede consumir todo su tiempo, atención y energía. El tiempo es el mejor regalo que le puede dar a su hijo. Ellos necesitan que usted este enfocada, ellos necesitan un tiempo especial cuando usted se enfoca en lo que ellos están diciendo, escuche sus palabras y los sentimientos detrás de ellas.

> *Cuando mi hija tenía siete años de edad, tres años después de terminado su tratamiento, me di cuenta lo importante que fue escucharla. Ella se quejaba de la piel cercana a las uñas entonces le dije que se lo cortaría. Ella gritó que le dolería. Yo le pregunté, "¿Cuando te he hecho daño?" Ella dijo, "En el hospital." Yo me senté y la cargué en mis brazos y le expliqué lo que había sucedido en el hospital durante su tratamiento, porque tuvimos que llevarla y como nos sentimos por esa decisión. Le pregunté como se sintió cuando estuvo en el hospital. Aclaramos las dudas ese día y espero hablar de esto muchas veces, entonces me dió su mano para que le cortara la piel cercana a las uñas.*

- **Hablar.** Si usted no habla con su hijo acerca de como se siente, puede ser de mucha dificultad el empezar en una crisis. Pero usted puede intentar. Usted puede empezar diciendo por ejemplo, "Me haces mucha falta y me siento triste cuando tu papá te lleva al hospital," o "La profesora llamó para hablar del trabajo de la escuela. Me sentí muy bien al oír sus ideas para que no se atrase tu trabajo escolar. ¿Te ha preocupado tu escuela?" Este tipo de conversaciones crea una oportunidad para compartir sus sentimientos.

- **Tocar.** Esta es una buena oportunidad para que le dé a su hijo unos masajes en la espalda y muchos abrazos. Los niños enfermos o sanos necesitan contacto todo el tiempo con sus padres. Asegúrese que su hijo tenga muchos abrazos de parte suya.

> *Yo he descubierto que el entendimiento de mis hijos es muy profundo, ellos regresan con más preguntas y necesitan respuestas más claras. Mi lema es, Ser honesta pero no asustarlos. Si usted dice que todo está bien pero usted está llorando, ellos saben que algo está mal y que no confiarán que usted esté diciendo la verdad.*

Lista para padres de niños bajo tensión

A algunos padres les gusta mantener una lista que les recuerde como controlar a su hijo cuando ambos están bajo tensión.

- Sea un modelo para el tipo de comportamiento que usted desee. Si usted habla muy respetuosamente y toma un descanso cuando esté enojada, su hijo aprenderá lo mismo. Si usted grita y golpea, así será como su hijo manejará su enojo.

- Busque ayuda profesional por los comportamientos que le molesten.
- Enséñele a su hijo a hablar de sus sentimientos.
- Escuche a su hijo con entendimientos y simpatía.
- Sea honesto y acepte sus errores.
- Ayude a su hijo a examinar porque está actuando así.
- Distinga entre el tener sentimientos (estar siempre bien) y fingir sentimientos en forma destructiva o dolorosa (no estar bien).
- Tenga reglas claras y consecuencias por las faltas.
- Discuta una salida aceptable del enojo.
- De muestras frecuentes de su amor.
- Dele a su hijo muchos abrazos y muestras de afecto físico.
- Hágale saber a su hijo cuando se ha portado bien.
- Recuerde que un mal comportamiento puede ser resultado de tensión, dolor o medicamentos.
- Recuerde que con buena base, amor y tiempo los problemas serán mejor manejados.

Cambios de comportamiento

Algunos niños, por su temperamento y crianza, están bendecidos con una habilidad para sobrepasar los problemas. Ellos entienden lo que se espera y hallan formas de hacerlo. Muchos padres expresan una gran admiración por la fuerza que su hijo tiene y la elegancia con que enfrentan la adversidad. Muchos miembros de familia, en cambio, responden a las enfermedades con cambios en sentimientos y comportamientos.

- **Enojo.** Los padres regularmente responden a enfermedades o lesiones con enojo. También lo hacen los niños. A los niños les da ira el dolor y enojo contra los padres por traerlos al hospital a que los lastimen más. Los niños enfermos o lesionados tienen buenas razones de estar enojados. Anímelos a que expresen sus sentimientos en formas apropiadas, como pegándole a almohadas, gritando en el patio de atrás o llevando un diario.

- **Problemas al dormir.** Regularmente los niños expresan tensión, al no poder dormir solos o teniendo pesadillas. Muchos padres dejan que sus hijos duerman con ellos, mientras que otros hacen rituales para suavizar el tiempo de dormir y otros necesitan terapia.

- **Berrinches.** Los niños sanos hacen berrinches cuando se sienten vencidos por sus sentimientos. Lo mismo que los niños enfermos y lesionados. Usted puede predecir los berrinches poniendo atención a motivos que lo causan. Esto puede ayudarle a prevenir berrinches evitando situaciones que irriten a su hijo.

> *Un día Catalina comió demasiado de sus adoradas papas fritas y tuvo "un caso muy grave de gases" así como lo describió ella. Ella pasó la tarde llorando y quejándose y creó un revuelo en el piso de pediatría. Ella tenía el clásico berrinche. Fui a tomarme un baño y cuando regrese a su habitación, estaba una nota pegada en la puerta, disculpándose con todas las personas del piso por el ataque de gritos que tuvo.*

- **Alejamiento.** Algunos niños se alejan en vez de explotar en enojo. Como el negar, el alejamiento puede ayudar temporalmente a un niño a mantener sus sentimientos fuertes. Pero al mismo tiempo, muchos alejamientos pueden ser señal de depresión o un trauma psicológico. Los padres o consejeros suavemente pueden hacer que niños alejados expresen sus sentimientos.

> *En los primeros días de hospitalización por cáncer, mi hija de tres años dejó de comunicarse con todo el mundo, ella se acostaba en la cama mirando hacia la pared. Ella no hablaba, ella nos ignoraba cuando tratábamos de contarle cuentos, le cantábamos o le hablábamos. Ella nos rechazaba. Nosotros pedimos ayuda a una enfermera psiquiátrica que trabajó con ella por dos horas, no supimos que hizo, pero cuando regresamos nuestra hija estaba sentada en la cama pintándose las uñas.*

- **Retroceso.** Muchos padres se preocupan si sus hijos retroceden y usan objetos que les hace sentir bien cuando están enfermos o lesionados. Muchos niños vuelven a usar el biberón o apegarse a un juguete o colcha. Deje que su hijo use lo que sea siempre y cuando él se sienta bien. Estos comportamientos usualmente paran cuando sus hijos se empiezan a sentir bien o cuando su tratamiento termina.

> *Nuestro hijo tuvo una condición muy seria que requirió de años de tratamientos. Él es, ya sea, insolente o un ángel. Algunas veces él discutía por todo. Yo pienso que es porque él tuvo muy poco control de su vida. Yo tengo reglas claras, soy muy firme y tengo mano firme. Pero también trato de escoger mis batallas inteligentemente, para tener buenos momentos, también. Mi esposo me recuerda que si él no hubiera sido un niño tan fuerte, él nunca hubiera soportado todos los años de tratamientos, incluyendo todos los retrocesos.*

Comunicación y disciplina

Pacientes de hospitalizaciones cortas o pacientes que salen del hospital después de una cirugía crearán pocos problemas en la rutina familiar. Sin embargo, los tratamientos largos u hospitalizaciones largas necesitan unas reglas muy constantes. Padres con hijos hospitalizados a largos términos comparten las siguientes técnicas para ayudar a mejorar la comunicación y mantener la disciplina en la familia.

• Asegúrese que todos sus hijos entienden las reglas familiares claramente. Niños bajo tensión se sienten más seguros en hogares bien estructurados y rutinas predecibles.

• Haga que las reglas familiares se cumplan. Asegúrese que todos conoscan esas reglas.

• Dele a sus hijos algo de poder. Ofrezca opciones que sean apropiadas, déjeles controlar algunos aspectos de sus vidas y de los tratamientos médicos.

> Todos los practicantes en el hospital de aprendizaje llegaron y nos dijeron, "¿Podemos oír el corazón de David?" El se sentó y dijo, "Pregúntamelo a mí." Todas las mujeres escucharan pero los hombres no. Él quiso controlar quien podía escuchar su corazón y el solo escogió a las mujeres practicantes.

• Tome control de los regalos que reciban. Muchos juguetes pueden hacer que su hijo se preocupe ("Si estoy recibiendo tantos regalos, las cosas deben estar muy malas"). Los regalos también ponen a los hermanos celosos. Haga saber si no quiere que le traigan regalos a su hijo o si quiere regalos para cada uno de sus hijos, no solo al enfermo. Cuando el niño tiene una enfermedad o lesión que requiera tratamiento de tiempo largo, algunos padres guardan los regalos y se los entregan durante el tiempo que dure el tratamiento y no todos al mismo tiempo.

- Busque una forma adecuada de desahogar su enojo físicamente. Los niños pueden usar sus bicicletas, correr por la casa, mecerse, jugar baloncesto o balón pie, poner clavos en madera, pegarle a almohadas, gritar, bañarse, dibujar caras enojadas.

- Enséñele a su hijo a usar palabras para expresar su enojo, por ejemplo, "Me pone muy enojado cuando tú haces eso" o "Estoy tan enojado que siento que quiero golpearte." El dejar ir el enojo físicamente y expresarlo verbalmente son ambas buenas técnicas para sobrepasar cualquier problema.

- Trate a un niño enfermo o lesionado lo más normal posible.

- Trate de determinar si la enfermedad o lesión a agravado el problema o es un problema que ya existía. Si es así trate el problema no los síntomas.

- Busque a un consejero profesional que se especialice en niños cuando usted esté preocupado por el comportamiento de su hijo. Los profesionales de la salud mental saben como resolver problemas—deles una oportunidad para que le ayuden.

- Enséñele a su hijo a relajarse o a hacer ejercicios de visualización, estos le pueden ayudar a manejar sus sentimientos.

- Si a su hijo le gusta dibujar, pintar, tejer o trabajos de arte, anímelo para que lo haga. El arte es una buena terapia. Hace que el niño tenga una actitud positiva a los sentimientos y creatividad. Hacer algo bello ayuda a subir el espíritu de su hijo.

- Haga que su hijo esté en total control de su arte. No le dé consejos o criticas (al decir, "No te salgas de las líneas" o "El cielo tiene que ser azul no anaranjado"). Apóyelo y elogie sus esfuerzos. Exhiba el arte de su hijo en su casa o en la habitación del hospital. Oiga si su hijo se ofrece a explicarle lo que hizo. Pero no esté viendo si es algo privado. Brindando apoyo ayudará a su hijo a explorar formas para calmarse y aclarar sus sentimientos.

- Ayude a su hijo a hacer un diario que dibuje sentimientos, eventos y visitas. Esto puede ser muy bueno para sus emociones.

- Tenga expectativas razonables. Si usted espera que su hijo de cuatro años actué como si tuviera seis o un adolescente que actué como adulto, usted puede hacer que su hijo fracase.

- De tiempo para que su hijo experimente su enfermedad, hospitalización y tratamiento. Muchos niños hablaran de experiencias que tuvieron en el hospital o las actuarán por meses después que regresen a casa.

> *Javier estaba siempre haciendo "proyectos." Cuando estaba en la unidad de trasplante de hueso de la médula, lo mantuvimos lleno de materiales en su caja de pescar y pegamos y armamos esculturas. Él dibujó a colores muy bonitas figuras. Dibujó personas y a cada una de ellas les dibujó manos con formas de corazones. Cuando le preguntaron que dibujaba él decía, "Te diré cuando termine."*

CAPITULO 13

Hermanos

LA HOSPITALIZACIÓN DE UN NIÑO AFECTA a toda la familia, especialmente a sus hermanos. Incluso una corta estadía en el hospital puede interrumpir el sentido de seguridad y rutina de los hermanos. Una enfermedad o lesión en la familia crea una formación de conflictos emocionales en los hermanos. Ellos se preocupan por su hermano o hermana enferma y resienten el conflicto en sus familias. Ellos normalmente sienten celos de los regalos y la atención que se le da al niño enfermo y se sienten culpables de sentir esas emociones.

Inclusive los padres que no se han anticipado a los problemas se pueden beneficiar de saber acerca del grado de respuestas emocionales que pueden ocurrir y como ayudar a los hermanos a tener fuerza. Usted tendrá que estar pendiente de esa respuesta, deberá entender que es normal y podrá actuar más rápido para manejarla.

Respuestas a emociones

La lesión o enfermedad de un niño puede poner muy triste a sus hermanos y hermanas. Si la lesión es seria o la enfermedad prolongada, no hay tiempo o energías para enfocarse en los hermanos. Los hermanos pueden estar llenos de enojo, preocupados, celosos y con amor. Ellos pueden tener un conflicto como nunca antes. Ellos usualmente no tendrán a alguien que les ayude. Si usted reconoce que esas emociones de hermanos son normales, no patológicas, usted estará en mejor disposición para ayudar a sus hijos hablándoles de cómo manejar sus fuertes sentimientos.

Un hermano puede experimentar muchas emociones.

- **Preocupación.** Los niños realmente se preocupan por sus hermanos o hermanas enfermas. Es muy duro para ellos ver que una persona que aman esta herida o tiene alguna enfermedad, cirugía o tratamiento. Es muy duro sentirse muy saludable o lleno de energía cuando su hermano o hermana tiene que permanecer en el hospital. Cuando la lesión o enfermedad es seria, los hermanos deben saber que la muerte es una posibilidad.

- **Miedo.** Inclusive si un hermano o hermana esta herido o sufre de una no diagnosticada enfermedad, los hermanos se preocupan de que ya sean ellos, sus padres o amigos se contagien. Una herida o enfermedad puede cambiar la idea del niño de que el mundo es un lugar seguro. Dependiendo de la edad, los hermanos se preocupan de que sus hermanos o hermanas se enfermen más. Algunos hermanos desarrollan síntomas de enfermedades para lograr atención por parte de los padres.

> *Mi hija mayor pasó mucho tiempo en el hospital. Su hermano menor (de tres años de edad) vacilaba entre el miedo de contagiarse de la enfermedad de su hermana y el hecho de estar enfermo para así tener los regalos y la atención ("Yo quiero estar enfermo para ir al hospital con mi mamá"). Él demostró muchos de sus miedos en pesadillas. Nosotros hicimos muchos juegos de médicos que*

*parecieron ayudarle. Dejé que él hiciera todo,
usando títeres y muñecas y yo descubrí que él
pensaba que había mucha violencia durante el
tratamiento de su hermana.*

El miedo u otro sentimiento puede salir: miedo de ser
golpeado por un carro, miedo a los perros, miedo a extraños.
Muchas preocupaciones pueden ser calmadas con una explicación apropiada para cada edad y a tiempo por los padres o
el personal médico.

- **Celos.** Además de sentir interés por sus hermanos, casi todos
  los niños sienten celos. Cantidad de regalos y tarjetas para el
  niño enfermo, el que mamá y papá se queden con el niño
  enfermo, y cuando los hermanos salen a jugar los vecinos
  preguntan por el niño enfermo. En la escuela, los maestros
  están preocupados por el niño enfermo. ¿Hay algo de extraño
  en que ellos sientan celos?

  *Mi hija de quince años de edad tenía una severa
  endometriosis. Su tratamiento requirió de seis
  cirugías y muchas visitas a la sala de emergencias.
  Como es una enfermedad que no se puede ver, su
  hermano menor pasó tiempos muy duros para
  poder aceptarlo. Él decía cosas como, "Tú estas con
  ella todo el tiempo" y "Ella solo está fingiendo estar
  enferma." Yo descubrí que teníamos que explicarle
  la situación de nuevo y tener un poco de tiempo
  especial para él. Nosotros necesitamos darle mucho
  amor y apoyo también.*

- **Culpa.** Los niños pequeños son egocéntricos; ellos creen que
  el mundo gira alrededor de ellos. Es lógico para ellos sentir
  que ellos causaron la enfermedad o herida de su hermano.
  Ellos pudieron haber dicho en su enojo, "Yo espero que te
  enfermes y mueras" y luego su hermano se enfermó.

A los niños se les debe de decir que las enfermedades y lesiones suceden y que nadie de la familia las provoca, ellos necesitan saber que pensar algo o decir algo no hace que esas cosas pasen.

Detrás del sentimiento de culpa a causa de una enfermedad o lesión, muchos hermanos se sienten culpables por respuestas naturales, como el enojo o los celos. Ellos piensan, "¿Como puedo sentir esto por mi hermano cuando él está enfermo?" Asegúreles que los conflictos de sentimientos son normales y esperados.

- **Abandono.** Si la atención de los padres es para el niño enfermo, los hermanos se pueden sentir apartados y resentidos. Incluso cuando los padres hacen un esfuerzo de no estar preocupados por su hijo enfermo, los hermanos siempre piensan que no están teniendo una atención compartida y se sienten rechazados.

> *Un día cuando mi hijo de cuatro años estaba en la guardería, nosotros tuvimos que llevar de improviso a Erica a la sala de emergencias por una infección en el hueso de la cadera. Yo llamé a la guardería y les dije que no podía ir por Daniel a la hora de cerrar. La maestra me dijo, "No hay problema, lo llevaré a casa a cenar." Cuando fuimos por Daniel esa tarde, él estaba muy apartado. Más tarde él dijo, "Todas las mamás vinieron, luego apagaron las luces y ustedes no vinieron por mí" y él empezó a llorar. En su manera de pensar, uno de nosotros tuvo que haber ido y traerlo, la situación estuvo muy tensa en el hospital, pero por lo menos él hubiera podido estar con nosotros.*

- **Tristeza.** Los hermanos tienen buenas razones para estar tristes. Ellos han perdido a sus padres y la rutina de la vida diaria. Muchos niños muestran su tristeza llorando mucho, otros se retiran y se deprimen. Muchos niños les confían a otros familiares que sus padres ya no los quieren.

- **Enojo.** La vida de los hermanos está en un alboroto y siendo humanos, ellos sienten la necesidad de culpar a alguien. Es natural para ellos pensar que sus hermanos no están enfermos y que la vida va a volver a la normalidad. Cuándo la enfermedad o lesión es severa, preguntas como, "¿Por qué nos pasa esto a nosotros?" o "¿Por qué las cosas no vuelven a ser como eran?" son comunes. El enojo de los niños puede ser dirigido a su hermano enfermo, sus padres, familiares, amigos o el doctor. El enojo puede tener muchas causas que lo hacen explotar, como el estar con una niñera, reglas desiguales de algún miembro de la familia o responsabilidades adicionales en casa. Por el hecho de que cada miembro de la familia tiene los nervios de punta, las muestras de enojo pueden ocurrir.

- **Preocupación.** Los niños tienen una gran imaginación, especialmente cuando ellos están invadidos por la interrupción de familiares y conversaciones secretas entre sus padres. Una explicación verbal, de acuerdo a la edad puede ayudar a los niños a ser más realistas acerca de lo que pasa en el hospital, pero nada es más poderoso que una visita. Lo efectivo de una visita dependerá de la edad de su hijo y del temperamento, pero muchos padres dicen que traer a los hermanos ayuda a todos. Los hermanos ganan un entendimiento correcto de lo que son los procedimientos del hospital, el niño enfermo es confortado con la presencia de sus hermanos y los padres pueden pasar ese tiempo con todos sus hijos.

Permita que incluso los niños más pequeños ayuden a la familia a reducir la preocupación de los hermanos. Cuando los niños tienen explicaciones claras de la situación y trabajos concretos para hacer en beneficio de la familia, ellos tienden a surgir para la ocasión.

- **Interés de los padres.** Los padres se enfocan en ayudar a su hijo que está pasando por una enfermedad o lesión, usualmente no se dan cuenta de los fuertes sentimientos de sus hijos sanos. Ellos algunas veces asumen que sus hijos entienden que ellos los aman y tendrían la misma atención si ellos estuvieran enfermos o lesionados. Pero los hermanos normalmente no comparten esos sentimientos de enojo, celos o preocupación porque no quieren poner esa carga adicional a sus padres. Es también bastante común escuchar a los hermanos decir, "Yo tengo que ser el fuerte, no quiero causar mas dolor a mis padres." Pero las cargas son ligeras si se comparten y los padres deben tratar de animar a sus hijos a hablar acerca de sus sentimientos.

> *Yo soy la primera de cuatro hermanos y soy la única niña. Cuando me diagnosticaron con leucemia a la edad de catorce años, esto afectó la vida de todos. Mi hermano Diego tenía trece, Mateo tenía cuatro y Eduardo tenía dos. Ellos y mis padres fueron toda mi fuerza.*
>
> *Diego era mi apoyo en la escuela. Él me protegía y me cuidaba. Mateo y Eduardo nos acompañaban a mi mamá y a mí en los tratamientos y sostenían mi mano. Si uno de ellos no hubiera estado conmigo cuando yo estaba allí, las enfermeras me hubieran preguntado dónde estaban ellos. Esos pequeños niños lo hicieron más fácil para que yo fuera mas fuerte.*

Ayudando a los hermanos a tener fuerza

El estar disponible para escuchar, el decir, "Yo escuche cuan doloroso es esto para ti" o "Tú te oyes asustado. Yo lo estoy también," hará que los hermanos sientan que todavía son miembros importantes de la familia y aunque su herido o enfermo hermano absorba la mayoría del tiempo y cuidado de los padres, ellos son todavía queridos.

Usted puede ayudar a los hermanos de un niño enfermo o lesionado. Manteniéndolos al tanto, asegurándose que ellos sepan que son amados y discutiendo cualquier problema que se presente.

- Asegúrese que todos los niños entienden claramente el origen de la enfermedad o lesión. Si la enfermedad es contagiosa, pregunte a su doctor por precauciones especiales y explíquelas a toda la familia.

- Busque la manera de mantener madres y niños pequeños juntos—estas separaciones son demasiado difíciles. Cuando las madres se tienen que ir para el hospital, tome algunas veces el álbum familiar para que la niñera se lo enseñe al niño cuando se ponga triste.

- Tenga reuniones familiares planeadas para ayudar al funcionamiento familiar durante la crisis. Este tiempo puede ser usado para actualizar a todos de la situación médica y hacer planes divertidos.

- Trate de pasar tiempo individual con cada hermano; haga un viaje, vean una película o paseen en bicicleta juntos.

La hospitalización de Gabriela fue muy dura
para Paola de cinco años de edad. Mis padres

tuvieron a Paola durante la semana, así que eso nos ayudó mucho. Denis podía ir por ella después del trabajo. Yo recuerdo haber estado toda la semana en el hospital, luego Denis venia al hospital los fines de semana y yo podía ir a casa y hacer cosas con Paola. Salíamos a comer o a patinar. Yo realmente la extrañaba y eso fue muy duro para todos. Yo recuerdo que estaba muy cansada, pero yo siento que hay que pasar tiempo con todos tus hijos porque ellos también te necesitan.

- Hable de los hermanos cuando la gente solo se enfoque en el niño enfermo. Por ejemplo, si alguien dice, "Mira que bien se ve Lisa," usted puede decir, "Si y Marta tiene un nuevo corte de cabello, también. ¿Te gusta?"

- Incluya a los hermanos en la toma de decisiones. Permítales escoger como dividir los quehaceres extras. Como preparar un horario para el tiempo que los padres pasaran con los niños sanos.

- Alerte a los maestros de los hermanos acerca de la tensión de casa. Muchos niños demuestran sus preocupaciones por enfermedad o lesiones desarrollando mal comportamiento o problemas académicos en la escuela. Pida a los maestros que miren cualquier señal de alarma y que provea apoyo extra o tutoría. Comuníquese seguido con los maestros de los niños y trate de estar pendiente de algún problema de desenvolvimiento.

- Espere el desenvolvimiento de problemas de comportamiento en hermanos si la enfermedad o lesión de su hijo es de larga duración. Esto es normal.

- Dele a los hermanos regalos y signos de aprecio por ayudar en ese tiempo tan duro. Anime a su niño enfermo a compartir los muchos regalos y juguetes que ha recibido para evitar senti-mientos heridos o celos.

- Anime a hacer una relación muy cercana entre un familiar o vecino adulto y sus otros niños. Teniendo a alguien especial alrededor cuando los padres no están puede prevenir proble-mas y ayudará a su niño a sentirse protegido por alguien amado.

- De muchos besos y abrazos.

> *Yo tengo quince años ahora. Viendo atrás cuando mi hermano tuvo una lesión por largo tiempo, las partes que más odié fueron: no entender que era lo que le estaban haciendo a él, contestando muchas llamadas telefónicas preocupantes y escuchando las respuestas a mis propias preguntas cuando mis padres hablaban con otras personas.*

> • • • • •

> *Yo pienso que es muy importante para los padres pensar en las necesidades de los hermanos y discutir formas creativas para conocer esas necesidades. Aun así, nosotros debemos recordar que los niños son egocéntricos que necesitan y desean atención. La rivalidad entre hermanos siempre estará presente. Los padres necesitan considerar las necesidades de cada uno y luego hacer lo mejor que ellos puedan. Yo creo que los padres se deben sentir orgullosos, mas que culpables, que bajo las más difíciles circunstancias, ellos se dividen lo más justo que es posible.*

Resultados positivos

Muchos hermanos no tienen problemas cuando su hermano está enfermo o lesionado. Regularmente ellos demuestran buen entusiasmo y son parte activa cuando sus hermanos están en el hospital, desarrollando gran simpatía y compasión. Luego, algunos hermanos dicen que ellos han incrementado el conocimiento acerca de la enfermedad, tienen aumento de simpatía por el enfermo o incapacitado, aumento del sentido de responsabilidad, tienen elevada autoestima, son maduros y tienen la habilidad de manejar la situación y mucha cercanía familiar. Muchos de estos hermanos se hacen adultos interesados en profesiones como medicina, trabajadores sociales o maestros.

CAPITULO 14

Enfermedades de larga duración: Manteniendo adelante la vida de la familia

DESPUÉS DE UNA LESIÓN O ENFERMEDAD CORTA, la mayoría de las familias regresan a las rutinas normales muy rápido. Pero el cuidado de un niño enfermo o lesionado puede romper la vida de la familia cuando el tratamiento o recuperación toma mas de varias semanas. Este capítulo contiene algunos consejos que pueden ayudar a manejar el estilo de vida y comportamiento que acompañan a las enfermedades de larga duración de niños enfermos o lesionados.

Cuídese

Usted puede andar desarreglada cuando su hijo está en el hospital. Trate de encontrar una o dos formas de estar saludable y balanceada.

- Esfuércese por comer, dormir y hacer unos minutos de ejercicio al día.

- Haga turnos para quedarse con su hijo en el hospital durante la noche. Si el hospital queda lejos de la casa, usted puede rentar un motel cerca del hospital o quedarse en la casa Ronald McDonald o en el hospital Hospitality House o pida prestado un carro casa o trailer y lo estaciona en el estacionamento del hospital. Un refugio fuera del sonido y olor del hospital puede ayudar y será necesario para un descanso.

- Pida a un tío, tía o abuelo favorito que se queden noches en el hospital de vez en cuando para que los padres puedan ir a dormir a casa. Esto puede ayudar a los demás hermanos.

- Busque formas de expresar sus sentimientos acerca de la hospitalización. Puede hablar con su esposo, otro padre en el hospital, un amigo, un miembro de familia o un consejero.

> *Cada vez que Bernardo estaba en el hospital, nosotros queríamos estar con él. Durante su segunda estadía en el hospital, cambiamos un poco y tomamos turnos para dormir en la casa Ronald McDonald. De esa forma tuvimos noches mejores de sueño (o algo de dormir) cada noche de por medio.*

Trabajo

Cuando los dos padres trabajan, tendrán que decidir que hacer con sus trabajos, si usted puede, use todo el tiempo de enfermedad y vacaciones antes de tomar una decisión de quien dejará el trabajo. Tiene que evaluar la situación financiera y la disponibilidad del seguro. Esto requiere tiempo y mucha claridad de pensamiento: estos tienen muy poca disponibilidad cuando su hijo está enfermo.

En Agosto de 1993, la Family and Medical Leave Act (FMLA) se hizo ley federal. Esta ley protege su trabajo en compañías grandes (cincuenta+ empleados en un radio de setentaycinco millas) a quienes toman tiempo libre por asuntos médicos, incluyendo el cuidado de niños con serias enfermedades o recuperándose de tratamientos médicos, cuando dan a luz y al adoptar un niño. Consulte el libro de su empleador o el departamento de personal acerca de las políticas de la compañía.

La ley federal también protege por dieciocho meses después de que usted deja su trabajo, pero usted tendrá que pagar las primas de seguro.

Matrimonio

Los tratamientos de larga duración y las condiciones que son de vida o muerte para un niño pueden causar enorme presión en un matrimonio. Las parejas pueden separarse por periodos largos de tiempo, las emociones son fuertes y la manera de manejar la enfermedad y los estilos de vida pueden ser diferentes. Las parejas deben tratar de sobrellevar este difícil período, luego trabajar juntos para reorganizar sus vidas de una forma nueva. Trabajar juntos para manejar la situación puede ayudar mucho.

- Compartan las decisiones médicas.

> *Mi esposo y yo compartimos las tomas de decisiones y una de ellas fue llevar un diario de los tratamientos médicos que le hacen a nuestro hijo los días que mi esposo se queda en el hospital, él escribiría todos los medicamentos que le dieron, los efectos secundarios, fiebres, signos vitales, la comida que consumió, la forma de dormir y cualquier pregunta que se podía hacer en el siguiente turno. De esta forma, yo pudía saber que ha pasado. Esta decisión se tomo cada vez que cambiábamos de turnos cuando acompañábamos a nuestro hijo.*

- Tomen turnos para estar en el hospital con su hijo.
- Compartan las responsabilidades del cuidado de la casa.
- Hagan del tiempo que comparten una prioridad, inclusive si es durante treinta minutos al día para tomar un café en la cafetería del hospital.
- Acepten diferencias en los estilos de manejar la situación.
- Busquen consejeria.

Matrimonios con problemas ya existentes son mas tensos por el cuidado de un niño enfermo. Si hay conflictos serios, no piense dos veces en conseguir ayuda. Muchos matrimonios sobreviven cuando hay un hijo muy enfermo, otros no.

> *Mi esposo y yo fuimos donde un consejero para tratar de hacer funcionar la forma de dividir los cuidados del niño enfermo y los que haceres del hogar porque ya estaba muy abrumada y lo resentía mucho. Creo que ayudo un poco, pero lo mejor de esto es que yo regrese a ver al consejero. Mi hijo también quería ir al "doctor de sentimientos." Recibí muchos consejos muy prácticos en problemas de comportamiento que mi hijo desarrollo y mi hijo tenía una persona objetiva y segura a quien hablarle.*

Padres divorciados

Los padres divorciados o separados antes de la enfermedad o lesión de su hijo encaran más dificultades. Ellos tendrán que trabajar juntos para ayudar a su hijo.

- Pónganse de acuerdo en hacer a un lado las diferencias por lo menos mientras dura la crisis.
- Enfóquese en la comunicación.

- Hagan arreglos y cúmplanlos.

- Sea mediador si un conflicto no se puede resolver.

Todo lo que los padres divorciados puedan hacer para prevenir o minimizar la tensión ayudará al niño, física y emocionalmente.

Reacciones de los padres

Algunos padres no tienen mucho problema al tener un hijo enfermo o lesionado. Ellos encuentran inesperadas reservas de fuerza y piden ayuda de los amigos y miembros de la familia cuando lo necesitan. Ellos se dan cuenta que los miembros de la familia necesitan cambios durante momentos de tensión y alteran las expectaciones y el ser padre de familia. Esas familias usualmente tienen una comunicación fuerte y efectiva antes de la enfermedad y lo hacen juntos con una unidad para sobrepasar cualquier problema. Pero algunos padres tienen una gran cantidad de reacciones emocionales y físicas a la seria enfermedad de su hijo.

- **Enfermedad.** Los padres por cuidar a sus hijos en el hospital se olvidan de comer y dormir. Ellos se mantienen enfocados en la salud de sus hijos que se olvidan de la de ellos mismos. No nos sorprende que los padres de un niño hospitalizado también se enfermen.

    Yo perdí treinta y cinco libras en las primeras seis semanas de hospitalización de mi hijo. Tuve una diarrea constante y frecuentes vómitos.

- **Confusión o insensibilidad.** Cuando un niño está lesionado o muy enfermo, los padres experimentan un estado de sobresalto, seguido de confusión e insensibilidad. Esta reacción es normal: la mente trata de bloquear información que sea dolorosa. La confusión pasará, pero los padres necesitarán tomar tiempo extra para apuntar la información que ellos normalmente no tienen problema de recordar.

- **Negación.** Los padres que encaran al problema de tener un niño lesionado o muy enfermo se ponen en un estado de negación. Esto también es una respuesta común.

- **Culpa.** Los padres en ocasiones se culpan por la enfermedad o lesión de su hijo. Ellos se preguntan que pudieron hacer para prevenir la situación: ¿Pude haber hecho algo para que no subiera al árbol? ¿Lo hubiera dejado tomar de esa agua?

- **Temor y falta de esperanza.** Los hospitales tienen una rutina exclusiva: el personal tiene definidas sus obligaciones, mientras que los padres se sienten desamparados. Muchos padres dicen que se sienten con mas fuerza cuando establecen una nueva rutina y comienzan a ayudar a sus hijos a sobrepasar la enfermedad o lesión.

> *Me sentí muy mal que Aurora tenía mucho dolor y yo no podía hacer nada. Como padre de familia hay una parte de ti que quisiera tomar ese dolor y tenerlo en tu propio cuerpo.*

- **Enojo.** El enojo es una respuesta típica a la enfermedad o lesión de su hijo. Algunas veces los padres se quitan su enojo con el personal del hospital, sus familiares o amigos. Para sobrepasar el enojo, los padres deben aprender formas de quitarse el enojo incluyendo la discusión de los sentimientos, ejercitándose, llorando en la bañera, golpeando las paredes o hablando con un consejero.

- **Tristeza y dolor.** Aunque se espera que el niño se recuperará por completo, los padres podrán experimentar tristeza y dolor por el trauma de su hijo. Esto es normal.

- **Esperanza.** La esperanza es la creencia de un mejor futuro. La esperanza mantiene las ganas de vivir, da fuerzas para resistir cada prueba. Cultivando una actitud de esperanza le ayudará a sobrepasar la extensa hospitalización de su hijo—día con día.

> *Soy una persona muy calmada. Mi hija de cuatro años necesitaba ver que yo estaba triste también. Un día, después que le sacaron sangre, ella me gritó en el camino al carro diciendo, "Tú quieres que me hagan daño; tú no me quieres; ¿porqué me traes para que me hagan daño?" Yo me senté en el carro y me puse a llorar. Yo le dije que el traerla a que le sacaran sangre era lo mas difícil que había hecho en mi vida, que preferiría que fuera yo en vez de ella. Que la quería mucho y la quería proteger del dolor, pero no podía, le dije que solo quería que se mejorara y que teníamos que pasar por este tratamiento. Ella me miró, me acaricio mi brazo y me dijo, "Esta bien mamá, vamos a casa."*

Cambios de comportamiento bajo una tensión extrema

Cuando un niño está enfermo o lesionado, los padres experimentan tensión tanto física como emocional, financiera y espiritual. Una crisis puede traer muchos comportamientos negativos a flote.

- **Deshonestidad.** Como lo dijimos anteriormente, los hijos se sienten seguros cuando sus padres son honestos con ellos. Si los padres guardan secretos de los hijos, o los tratan de proteger de malas noticias, ellos se sienten aislados y con miedo. Un niño puede pensar, "Si mi mamá y mi papá no me lo dicen, puede que sea muy malo" o "Mi mamá no quiere hablar sobre el tema" o "Yo creo que no hay nadie a quien le pueda decir lo asustado que estoy."

- **Negación.** La negación es inconscientemente un tipo de deshonestidad o falta de honradez. Esto ocurre cuando los padres dicen, "Todo estará bien" o "No te dolerá." Este tipo de pretensión aumenta la distancia entre los hijos y los padres, dejando a su hijo sin ningún apoyo. Aunque la verdad sea horrible, nada es más terrible que la verdad a medias con la imaginación de los niños.

- **Depresión.** La depresión es común entre padres con hijos seriamente enfermos o lesionados. Los padres deben buscar ayuda profesional si ellos regularmente tienen los siguientes síntomas: cambios en la forma de dormir (duermen mucho, se despiertan frecuentemente durante la noche, se despiertan muy temprano en la mañana) desorden alimenticio (el comer muy poco o mucho), la pérdida de ganas de tener relaciones sexuales, fatiga, ataques de pánico, falta de sensación de placer, sentimientos de tristeza y desesperación, mala concentración, retiro de la sociedad, sensación de no poder hacer nada, pensamientos suicidas, abuso de drogas y alcohol. Los padres con depresión descuidan las necesidades de sus hijos, la depresión es común y tratable. Un terapeuta puede tratar la depresión con consejería, medicamentos o ambas.

- **Demostrar poca emoción o mucha emoción.** Cualquier extremo puede asustar a un niño. Los niños se pueden enojar con sus padres que demuestren poca emoción porque tienen miedo de que los padres no les importa el dolor que sienten, pero los niños también pueden retirarse de los padres que demuestran mucha emoción. Ellos necesitan padres que admitan que están dolidos también, pero están dispuestos a enfrentar los temores y el dolor con su hijo.

- **Perdida de temperamento.** Todos los padres pierden el temperamento alguna vez. Pierden el temperamento con su pareja, niños sanos, mascotas, aún con extraños. Pero el enojo puede ser especialmente doloroso cuando es en contra del niño enfermo. Si está bajo tensión, los padres pueden darse unos diez minutos de tranquilidad para después poder reunirse con sus seres queridos. Si a pesar de sus esfuerzos, los padres encuentran que están muy tensos para controlar su temperamento, un consejero profesional les puede ayudar a explorar nuevas formas de cómo manejar la situación.

- **Aplicaciones desiguales de las reglas de la casa.** A los padres se les garantiza problemas familiares si el niño enfermo se convierte en el favorito mientras que los hermanos hacen cosas extras en su casa. Es difícil saber cuando insistir que el niño enfermo arregle su cama o ponga la mesa, pero se tendrá que hacer. Los hermanos tendrán que saber desde un principio que cualquier niño en la familia, si está enfermo, estará excusado de sus deberes, pero lo tendrá que hacer en cuanto pueda.

- **Mimar demasiado.** Los padres a veces miman demasiado a un hijo enfermo o lesionado y muchas veces están pocos dispuestos a enseñarle a su hijo habilidades de la vida.

> *Cuando mi hija se enfermo, yo le compraba todo lo que miraba que fuera bello y adorable. Yo pensaba que si ella moría, ella moriría feliz porque estaría rodeada de todas esas cosas hermosas. Aunque no las pudiera comprar las seguía comprando, me di cuenta que lo hacia para sentirme mejor y no para ella. Ella necesitaba abrazos y amor, no exceso de ropa y muñecas.*

- **Sobre protección.** Los padres deberán preguntarle al doctor que cambios en las actividades físicas son necesarios para la seguridad y no sobreponer restricciones que vayan más allá de estas. El dejar que los niños se vuelvan a involucrar en deportes y al jugar con sus vecinos será muy difícil, pero les ayudará a sentirse mejor y también a crear nuevas amistades.

Me di cuenta que había formado un habito de tratar a mi hija como si estuviera pequeña y enferma. Un día, cuando le servia jugo pensé, "¿Porque estoy haciendo eso?" Ella tiene siete años. Ella tiene que aprender a hacer su propio emparedado y servirse sus propios jugos. Ella necesita que la anime a que crezca. Ha sido muy difícil. Pero tuve que hacerlo, y hice que otros familiares lo hicieran también. Yo quiero que ella crezca como un adulto independiente, no como un niño que nunca creció y que demanda para todo.

CAPITULO 15

La escuela

LOS NIÑOS ENFERMOS O LESIONADOS AVECES EXPERIMENTAN interrupciones en su educación. Esto puede ser desde pocas lecciones perdidas a un tiempo largo de ausencias causadas por repetitivas hospitalizaciones o efectos secundarios por medicamentos.

El regresar a la escuela puede ser algo tranquilo o un reto muy grande si su hijo a perdido semanas o meses de clases en la escuela. Para muchos niños, el regresar a la escuela significa regresar a la vida normal. Otros niños, especialmente adolescentes, tendrán miedo de regresar a la escuela por los cambios de apariencia, habilidades de aprendizaje o estarán preocupados de que la larga ausencia les pueda cambiar la posición social con sus amigos.

La mayoría de la información en este capítulo trata de la escuela de niños con enfermedades de larga duración u hospitalizaciones repetitivas. El educar estos niños puede ser complicado, pero usualmente se puede manejar con éxito planeándolo y con una buena comunicación.

Mantenga la escuela informada

Si su hijo perderá más de una semana o dos de escuela, usted tendrá que buscar a alguien que actué como coordinador con el hospital, la familia y la escuela. Estos mantendrán la información entre el hospital y la escuela y le ayudarán a que su hijo regrese satisfactoriamente a clases. Los trabajadores sociales del hospital a veces actúan como coordinadores pero la enfermera de la escuela, el psicólogo, el director (principal) o algún otro individuo motivado también puede tomar esta responsabilidad. Lo más importante para esta persona es tener buena comunicación, saber de programas de educación y procedimientos, estar cómodo con asuntos de la escuela y una muy buena organización. Escoja a alguien en quien usted confiará para que actúe justamente a favor de su hijo.

El encargado deberá localizar un contacto en la escuela (o en el hospital) y proveerá información actualizada de la condición médica de su hijo, tratamiento, estado emocional y la fecha en que volverá a entrar. Este encargado tendrá que alentar a hacer preguntas y que expresen las preocupaciones del personal de tener un niño enfermo en la escuela.

Nosotros no tuvimos ningún problema en mantener a la escuela informada en cuanto nos tuvimos que ir. La profesora frecuentemente se detenía cuando iba en camino a su casa para dejarnos las tareas y cartas con mensajes de los compañeros de Antonio. La enfermera de la escuela, el psicólogo y la profesora estuvieron a mi disposición. Cada vez que sentíamos que necesitábamos hablar, yo hablaba y ellos preparaban una cita en veinticuatro horas. Ellos han sido maravillosos.

Mantenga a los profesores y compañeros envueltos

El bienestar de su hijo en el hospital depende en parte, de estar conectado con sus profesores y compañeros. Los profesores tendrán que recibir información por medio del encargado, pero usted puede ayudar llamando a la profesora por teléfono periódicamente o enviando notas y grabaciones a sus compañeros. Si su hijo está en la escuela de educación media o la secundaria, todos sus profesores tendrán que recibir esta información.

* Sea breve, haga que la información sea fácil de entender acerca de la enfermedad de su hijo. Dele el material a los profesores para información o para que la compartan con sus compañeros.

* Haga que enfermeras o trabajadoras sociales vengan a la clase para dar una presentación acerca de lo que está sucediendo con su compañero y como se verá y sentirá cuando regrese. Esto tendrá que incluir secciones de preguntas y respuestas para aclarar malos entendidos y calmar miedos. Los adolescentes tendrán que estar envueltos en cualquier decisión acerca de la información que se les dará a los compañeros.

* Anime a los compañeros para que se mantengan en contacto enviando cartas, llamando por teléfono, enviando fotografías y haciendo estandartes. (Otras ideas están en el capitulo 11, *Familias y amigos: Como ayudar.*)

> *Nosotros trabajamos para educarnos y a nuestro hijo acerca de su problema del corazón. Ahora si molestan a David al principio del año escolar, él les dice a sus compañeros exactamente lo que le sucede a su corazón. Él es muy abierto y le gusta decir la verdad de lo que sucede y ellos lo respetan por eso.*

Ellos se portan mejor después de que él les dice.
Ellos pueden respetar sus diferencias y entender
porque él es de la forma que es.

Manténgase al día con el trabajo de la escuela

El mantenerse al día con el trabajo de la escuela usualmente puede ayudar a su hijo a estar conectado con la rutina diaria. Usted puede comunicarse con la profesora para mantenerse al corriente con asuntos que se cubrirán en la escuela. A veces, la profesora enviara tareas y materiales a casa con los hermanos, o usted puede arreglar para que alguien se los lleve. Amigos y familiares pueden ser voluntarios para ser tutores. Ellos pueden proveer un enlace necesario para la escuela y darle un bien-venido descanso.

Algunos estados requieren a los distritos escolares que provean tutoría en los hospitales cuando los niños estén hospitalizados por mucho tiempo. La mayoría de los grandes hospitales de niños tienen profesores en el personal así como educadores que pueden ayudar con el trabajo de la escuela.

Los padres tendrán que considerar aprendizaje de actividades alternativas si a sus hijos les cuesta mucho el trabajo de la escuela por fatiga o enfermedad. Los padres e hijos pueden identificar las áreas de especial interés como el espacio, viajes o animales. Los niños muchas veces aprenden a leer, matemáticas y otras habilidades más si tienen un tema que encuentren de interés. Los padres tendrán que discutir estos acercamientos con los profesores que muchas veces puedan dar valiosas investiga-ciones y apoyo.

De regreso a la escuela

Mientras más rápido regrese el niño a la escuela es mejor. La preparación y la comunicación son claves para un exitoso regreso. Si su hijo a perdido una semana o dos, trabaje con la profesora para encontrar la forma en que su hijo se ponga al día, pero, si su hijo ha estado ausente por un periodo muy largo, pídales al doctor o a la enfermera que preparen una carta para el personal de la escuela que contenga la siguiente información:

- El estado de salud del estudiante y el probable efecto en la ausencia.

- Ya sea que pueda ir a clases regulares de educación física, clases de educación física con restricciones (no correr, por ejemplo) o clase adaptada.

- Cualquier ajuste de horarios que su hijo necesite. Por ejemplo, un niño con un yeso en su brazo no puede completar la clase de escribir a máquina y se puede beneficiar al cambiar de clases, aún esto no sea un procedimiento de la escuela.

- La descripción de algún cambio físico en la apariencia. Talvez una sugerencia de como discutir esto con los compañeros.

- El posible efecto de los medicamentos en el desenvolvimiento académico.

- Si el personal de la escuela le administrará medicamentos u otros servicios que hayan sido recomendados por el doctor.

- Recordarles que no le den ningún medicamento, aunque sea aspirina, sin el permiso de los padres.

- Cualquier consideración especial como una golosina extra, periodos de descanso o tiempo extra para cambios de clase a clase.

Cuando Alberto regresó al jardín de niños
después de una estadía muy larga en el hospital, él

muy seguido se sentía cansado, había un pequeño
sofá atrás del aula de clases y él solo se subía y se
dormía cuando lo necesitaba.

- Cualquier exposición a una enfermedad transmisible puede dañar a su hijo.

- Una lista de signos y síntomas que requieran notificación a los padres, así como fiebre, nausea, dolor, inflamación o sangrado de nariz.

Dé a entender que el trabajo de los profesores es de enseñar y los padres y la enfermera de la escuela se encargarán de todos los asuntos médicos.

Una vez que los profesores han tenido la oportunidad de leer la carta, pida una reunión que incluya profesores, administradores, enfermera de la escuela, consejero y el psicólogo. En esta reunión, conteste cualquier pregunta acerca de la información que contiene la carta, reporte cualquier información que usted tenga y haga lo posible para establecer una relación de confianza mutua con todo el personal. Aproveche esta oportunidad para expresar agradecimiento por la ayuda de la escuela y que usted espera una colaboración muy cercana en el futuro para crear un clima de apoyo para su hijo.

Las siguientes son sugerencias adicionales para los padres para prevenir problemas en la preparación y comunicación.

- Mantenga a la escuela informada e involucrada desde el principio. Esto fomentará el espíritu de "estamos en esto juntos."

- Tranquilice al personal explicando que, aunque el niño se vea débil, él tiene que estar en la escuela.

- Si su hijo tiene una enfermedad de larga duración, lleve a la enfermera a la escuela cuantas veces sea necesario para hablar acerca de la enfermedad o lesión y a contestar preguntas.

- Pregunte en la escuela sobre romper algunas reglas y política si piensa que esto le ayudará a su pequeño.

- Busque formas para revisar el progreso de su hijo cuando este de regreso. Algunos niños, especialmente los adolescentes no les gusta hablar de la escuela con los padres, pero necesitaran a un padre para ayudarle a negociar cambios en los horarios y reglas de la escuela.

- Considere en rentar o comprar un teléfono celular por si la escuela tiene que contactarlo si surge un problema, si hay alguna pregunta o si su hijo tiene que abandonar la escuela por fatiga o se sienta enfermo.

- Pida ser voluntario en la escuela si siente que necesita estar cerca del niño en caso de cualquier problema.

- Sepa que los profesores y otro personal de la escuela están asustados, abrumados y desalentados cuando tienen un niño con enfermedades serias en su clase. La información adecuada y palabras de aliento pueden ayudar inmensamente.

> *Mi profesor de gimnasia de la escuela superior*
> *me dió una B después de que me estiré un*
> *ligamento en la rodilla y tuve una cirugía. Aunque*
> *podía levantar pesas en la clase no podía participar*
> *en las actividades regulares. En otras condiciones,*
> *yo hubiera peleado o negociado para dejar la clase*
> *y tomarla después.*

> • • • • •

> *Soy enfermera en una escuela. Me gusta que los*
> *padres y los hijos vengan a hablar conmigo cuando*
> *es tiempo de que el niño vuelva a la escuela.*
> *Nosotros hablamos acerca de: como se siente el*
> *niño, cuantas horas al día el niño tendrá que estar*
> *en la escuela, si tendrá que venir a mi oficina a*

descansar. Les recuerdo a los padres que necesito permiso del doctor para darles medicamentos o proveer servicios de enfermería. Me encanta que los padres compartan información mediante conversaciones, artículos de revistas o folletos. Yo también preparo a la clase del niño para cuando él regrese. Yo les hablo y les muestro videos. Yo encuentro que los niños son grandiosamente, receptivos y ayudan cuando se les da información verdadera.

Los hermanos y la escuela

Los hermanos pueden ser ignorados cuando los padres tienen que atender a un niño enfermo o lesionado. Muchos hermanos mantienen sus sentimientos encerrados para prevenir el poner a los padres en más sufrimiento. Muchas veces su tensión es más obvia en la escuela.

Algunos padres ocasionalmente permiten a los hermanos que no están enfermos a no ir a la escuela para estar con el niño enfermo en el hospital o quedarse en casa para descansar. La conexión emocional entre los hermanos y hermanas es importante para su bienestar.

Recuerde incluir a los profesores de los hermanos en todas las reuniones en la escuela, les tiene que decir de la tensión que por la que esta pasando la familia y entender que los sentimientos pueden ser demostrados en la clase.

Si su hijo tuvo una emergencia o un problema médico avísele al maestro de la salud de niños para que este le dé extra atención y este alerta por signos de tensión. Anime al personal de la escuela que le digan a los hermanos, "Yo sé que tu hermano está muy enfermo, pero ¿Cómo te va a ti?"

Linda estaba en el jardín de niños cuando Jesús se enfermo. Porque nosotros no oímos nada de la profesora, pensamos que todo iba bien. Al final del año la profesora nos dijo que Linda frecuentemente pasaba parte del día escondida bajo un escritorio. Cuando le pregunté porque nunca nos dijeron la profesora nos dijo que ella pensaba que ya teníamos mucho de que preocuparnos con la enfermedad y tratamiento de Jesús. Ella estuvo equivocada al tomar decisiones por nosotros, pero creo que pudimos estar más atentos con ella. Linda necesitó ayuda.

CAPITULO 16

Llevando los registros médicos

LLEVAR EL CONTROL DE DOCUMENTOS MÉDICOS es un mal necesario. Piense que usted es alguien que tiene un par de libros, los del hospital y los suyos. Si el hospital pierde el expediente de su hijo o los resultados del laboratorio, usted todavía tendrá sus propios registros. Si el expediente de su hijo se vuelve muy grande, usted tendrá un sistema que hará más fácil dirigirse a un lugar y recuperar información de las dosis.

Los padres deben registrar:

- Fechas y resultados de todos los trabajos de laboratorio.
- Fecha de tratamientos, incluyendo los medicamentos y las dosis.
- Todos los cambios de dosis de los medicamentos.
- Todos los efectos secundarios de los medicamentos.
- Cualquier fiebre o dolencia.
- Fechas de todas las citas médicas y nombres de los doctores que vió.
- Fechas de cualquier procedimiento terminado.
- Formas de dormir del niño, apetito emociones.

Si su hijo tiene una enfermedad o lesión de emergencia, usted no podrá mantener un registro bien descrito. Trate por lo menos de registrar que procedimientos y cirugías ocurrieron y los nombres de los doctores que brindaron el servicio. Esto hace que después revise sus cuentas más claramente.

Hay muchas formas de llevar el registro de la información médica como padres.

- **Diario.** Llevar notas trabaja excelentemente bien para la gente que le gusta escribir. Los padres escriben todo el día acerca de toda la información médica y algunas veces información personal, como sus sentimientos, cosas memorables que sus hijos dijeron. Los diarios son fáciles de llevar de un lado a otro en la clínica y se puede escribir mientras espera por una cita. Tienen la ventaja de tener espacio ilimitado. Una desventaja es que se puede perder fácilmente.

- **Calendario.** Para enfermedades simples, usted probablemente pueda usar el calendario que tenga para las citas. Para largas y complejas enfermedades puede comprar uno nuevo solamente para poner información médica y lo puede colgar al lado del teléfono o en un lugar que sea conveniente. Usted puede registrar los resultados y otra información en el calendario cuando hable con las enfermeras o técnicos del laboratorio por teléfono y llévelo con usted a todas sus citas médicas.

> *Por mucho tiempo fui desorganizada, algo que es muy diferente a la forma que usualmente soy. Encontré que mi excelente memoria no estaba trabajando bien. Parecía que todo funcionaba al mismo tiempo y comencé a olvidar si le había dado todas sus pastillas. Entonces empecé a usar un calendario para los medicamentos, escribí cada medicamento en el día correcto, luego las marcaba cuando se las daba.*

- **Expediente proveído por el hospital.** Muchos hospitales ofrecen fólderes que contienen fotocopias para llevar registros médicos.
- **Fólder de tres aros y perforadora.** Un buen método para guardar copias de reportes de laboratorio, ordenes de alta hospitalaria, formas de consentimiento, formas de admisión hospitalaria y otros papeles del hospital.
- **Grabadora de audio cintas.** Una grabadora de audio cintas trabaja muy bien para mantener y llevar información más que un calendario, el llevar un diario también toma mucho tiempo. Máquinas pequeñas no son muy caras y las puede llevar en el bolsillo.
- **Computadoras.** Para los que pueden usar las computadoras, el llevar los registros médicos y los registros financieros puede ser una opción muy atractiva. Usted puede llevar una computadora portátil o una agenda electrónica al hospital e introducir información.

Sus registros le ayudarán a poner su información como usted desee y a mantenerla en orden, le ayudará a recordar preguntas, prevenir errores, y anotar las indicaciones. Le ayudará a los doctores muy ocupados a recordar que sucedió la ultima vez que a su hijo le dieron un medicamento. Sus registros le ayudarán a todo el equipo médico para que le den un mejor tratamiento.

> *Yo tenia papel y lápiz a mano cerca de Cesar y de vez en cuando yo escribía algo. Algunos días eran mis pensamientos y sentimientos otros días yo escribía en detalles el tratamiento de Cesar. Algunos días escribía cosas como "El día de hoy Cesar esta muy incomodo" o "Él tiene mucha temperatura" y ponía a los doctores a escribir palabras que yo no podía escribir o quería que me explicaran el tratamiento. Eso fue de mucha ayuda.*

CAPITULO 17

Cuentas del hospital

LAS CUENTAS PUEDEN SER UNA PESADILLA SIN FIN en estadías en el hospital. Aunque tenga un buen seguro y la estadía de su hijo sea corta, es bueno llevar buenos registros, esté alerta de errores en las cuentas y resuelva este problema de inmediato. Aún las cuentas por estadía corta o procedimientos simples pueden rápidamente llegar a grandes cuentas.

Cuando el tratamiento es largo y complejo, el potencial de errores aumenta y las consecuencias de no tener registros o ignorando los problemas puede ser financieramente devastador. Para todas las familias, el saber que gastos son deducibles de los impuestos le ayudará a mantener los registros necesarios y podrá ayudarle a salvar dinero al momento de hacer sus impuestos.

Manteniendo los registros financieros

Llevar los registros correctamente es una defensa necesaria por si hay un sobre cobro en las cuentas hospitalarias. Mala organización de cuentas significará que a usted lo estarán buscando de las compañías de colección. Por lo tanto, hay muchos sistemas muy sencillos para poder llevar sus registros financieros.

Para la mayoría de los registros financieros, usted solamente necesitará un fólder de acordeón. Si la enfermedad de su hijo envuelve muchas hospitalizaciones o largas estadías, usted probablemente necesitará una mejor organización como un gabinete de archivo. Los registros financieros son el mayor dolor de cabeza para los padres, pero el mantener los registros organizados puede prevenir problemas financieros que afecten su crédito o no le permita apoyar las necesidades y deseos de su familia.

- Cada vez que abra un sobre que contenga una cuenta médica o información de su seguro, archívelo inmediatamente. No lo ponga a un lado o no lo tire en una cajón.

- Lleve un libro con una breve historia de los deducibles de impuestos de los gastos médicos, incluyendo los cargos del servicio, cuentas pagadas, la fecha en que la pagó y el número de cheque.

- No pague la cuenta hasta que la haya revisado para asegurarse que está correcta.

- Arregle un gabinete de archivo solamente para los registros médicos. Clasifíquelos, cuentas del hospital, cuentas del doctor, otras cuentas médicas, explicaciones de los beneficios del seguro (EOB), recibos de prescripciones, recibos que sean deducibles de los impuestos (peajes, estacionamientos, moteles, comidas) y correspondencia.

> *Yo reviso todas las cuentas buscando errores.*
> *Aún punto David tuvo su angioplastia y*
> *cateterización. La parte de la cuenta del hospital*
> *fue de veinte mil dólares. Cuando terminé con las*
> *cuentas eran solo nueve mil dólares porque*
> *encontré muchos errores.*

Problemas de cuentas hospitalarias

No todo el mundo experimenta problemas con las cuentas. Las personas que tengan planes de salud manejados o reciben asistencia pública puede que nunca vean una cuenta. Otros padres no tienen problemas con las cuentas en el transcurso del tratamiento de sus hijos. Pero muchos padres que se pasan todo el tiempo en el hospital se encuentran con problemas en las cuentas.

- Mantenga todos los registros archivados en una forma organizada.

- Revise cada cuenta del hospital para asegurarse que no hay cargos por tratamientos que no recibió o errores, como el cobro doble de una cuenta.

> *El hospital en donde mi hija recibió sus radiaciones me dió un fólder el primer día. Incluía una hoja que me daba información de cómo prevenir y resolver problemas de cuentas. Nunca tuve que hablar porque las cuentas del hospital eran claras, llegaban a tiempo y eran organizadas.*
>
> *El hospital donde ella era paciente regular y la clínica nos enviaba las cuentas de tres diferentes departamentos, ponían cargos de la misma visita en diferentes cuentas, sobre cargos, errores cometidos y nos amenazaron de enviarla a una agencia de colección. Esto parecía que nunca terminaría y era una frustración constante.*

- Revise si el hospital tiene consejeros financieros. Si los tiene, contáctelos al principio de la hospitalización de su hijo. Los consejeros proveen servicios en muchas áreas, incluyendo el entendimiento del sistema de cuentas del hospital, las cuentas del seguro, entendimiento y explicación de los beneficios. Correspondencia del hospital y seguro, el trato con Medicaid, planes de pagos, el diseñar un sistema de libro mayor para la búsqueda de reclamos del seguro y el resolver disputas.

- Compare cada cuenta del hospital con la explicación de beneficios (EOB) que usted recibe de su compañía de seguro. Busque cualquier error.

- Llame al hospital inmediatamente si haya un error. Escriba la fecha, el nombre de la persona con la que habló y el plan de acción.

- Llame y hable con el supervisor de cuentas si el error no ha sido corregido en su próxima cuenta. Explique cortésmente los pasos que usted ha tomado y como le gustaría que se solucionara el problema.

> *Después de hacer más de veinte llamadas al director de cuentas, yo finalmente le dije a su secretaria, "Usted sabe, yo tengo un niño muy enfermo y desesperado aquí y tengo muchas cosas más importantes que hacer en vez de hablarle a su jefe todos los días. He sido lo más paciente y amable que he podido." ¿Que más puedo hacer?" Ella dijo, "Cariño, enójate. Eso funciona todo el tiempo." Yo le dije a ella que me contactará con alguien, cualquiera, y yo probaría. Ella contactó a la persona que mediaba las disputas, yo me enojé y nosotros revisamos los recibos línea por línea.*

- Escriba una carta corta al supervisor de cuentas si el problema no ha sido corregido. Explique todos los pasos que usted ha llevado a cabo y pida que se corrijan inmediatamente. Guarde copia de cada carta que usted haga.

- Pídale al departamento de cuentas del hospital y a su compañía de seguro, por escrito, que le hagan una auditoria a su cuenta si usted no ha estado al día con gran cantidad de cuentas y si tienen una diferencia muy grande entre los cargos del hospital y sus registros del tratamiento recibido. Esta es una práctica común. Insista en la revisión línea por línea y explicación de cada cargo.

- Pídale a un miembro de su familia o a un amigo si usted está cansada o vencida para liriar con las cuentas. Él podría venir cada quince días, a abrir y archivar cuentas y papeles del seguro, hacer llamadas y hacer cartas necesarias. También pueden poner todos los registros en una computadora.

- No deje que los problemas de cuentas se acumulen. Su cuenta puede que termine en una agencia de colección, que puede fácilmente ser un gran dolor de cabeza.

Cinco meses después que diagnosticaron a mi hija, las cuentas estaban tan mal que me arrepentí de no arreglarlas. Cuando el hospital me amenazó con mandarlas a una agencia de colección, yo tomé acción. Le envié una carta al hospital y a la compañía de seguros demandando que me hicieran una auditoria. Cuando las dos auditorias llegaron, tenía diferencias de miles. Me reuní con el representante del seguro. Ella le habló al hospital y los tres hablamos. Nosotros lo arreglamos allí, pero cada cuenta que recibía durante el tratamiento tenía uno o más errores, siempre a favor del hospital.

Deducible de los gastos médicos

Los seguros no cubren todos los gastos, incluyendo gasolina, reparación de auto, moteles, alimentación fuera de casa, los deducibles de seguro de salud y prescripciones. Muchos de estos gastos pueden ser deducibles de sus impuestos federales. Para saber que puede legalmente ser deducible mientras su hijo este en el tratamiento, consiga la publicación 502 del IRS. Este folleto está disponible en muchas librerías y muchas de las oficinas del IRS o llamando al (800) 829-3676 de 8:00 A.M. a 5:00 P.M. de lunes a viernes y de 9:00 A.M. a 3:00 P.M. los sábados.

Las familias con niños en condiciones de vida o muerte, como nacimientos prematuros, pueden fácilmente gastar en cosas que no cubre el seguro. Muchas veces los padres están muy cansados para revisar una gran cantidad de gastos al final del año para calcular los deducibles. Mantenga una lista de cuentas por pagar y escriba el total en una libreta todos los meses. Después, todo lo que tiene que hacer a la hora de los impuestos es sumar los totales de cada mes.

Usted puede fácilmente llevar todo lo que es deducible de los impuestos poniendo o pegando un sobre atrás del calendario y cada gasto que tenga ponga el recibo en el sobre y archívelo cuando llegue a casa.

CAPITULO 18

Seguros

HALLAR UNA SOLA FORMA CON EL SEGURO puede ser un laberinto muy difícil. Entender los beneficios y los procedimientos de reclamos, al mismo tiempo, le ayudará a pagar las cuentas sin pasar por mucha tensión.

Entendiendo su póliza de seguro

Lea completamente su manual de seguro para aprender los detalles de su cobertura. Haga una lista de todas las preguntas que tenga acerca de los términos o beneficios. Con un plan de cuidado manejado, usted tendrá poca red de proveedores y el peso de penalidades o no beneficios si usted sale de la red. Su póliza le dirá:

- Su deducible, la cantidad de dinero que usted tendrá que pagar antes de que la cobertura del seguro comience.

- Ya sea que su cobertura incrementa a un 100 por ciento cuando los costos llegan a un limite.

- Ya sea que tenga un límite de por vida en los beneficios.

- Cuando una segunda opinión sea requerida.

- Cuando tiene que informar a la compañía acerca de hospitalizaciones. Muchas firmas requieren notificación antes del tratamiento, exceptuando en casos de emergencia.
- Ya sea que califique para cuidado en el hogar. Si es así, revise cuantas visitas están cubiertas.

Si usted espera muchas hospitalizaciones, haga copias de cada una de las formas que necesite, como las formas de reclamo para pacientes de cuidado interno, cuidado externo o prescripciones. Usted puede reducir el papeleo llevando toda la información del suscriptor en cada forma (excepto la fecha y firma) y sacándole copias. Usted tendrá una forma lista para mandar con cada cuenta.

> *Encontré que mi hija fue tratada por más de cuatro meses y yo nunca hablé a la compañía de seguros. Cuando leí el manual, me asusté mucho porque descubrí que tenía que haberles avisado sobre la hospitalización. Había una multa de doscientos dólares por cada lapso. Yo les hablé llorando y ellos solo me cobraron por un error y no por los tres.*

Encuentre un contacto

Si su hijo tiene una enfermedad de larga duración que requiera muchos tratamientos, hable a su compañía de seguros y pregunte quien tendrá su cuenta. Explique la situación a su representante del seguro y dígales que sería de ayuda que siempre le atendiera la misma persona. Los seguros algunas veces le pueden asignar una persona de contacto para revisar sus reclamos, manejar situaciones especiales y responder a todas las preguntas que tenga acerca de los beneficios. Trate de desarrollar una relación de cooperación con la persona de contacto porque esta le puede hacer la vida mucho más fácil. Su empleador puede tener una persona de beneficios que puede operar como oficial de coordinación con el asegurado.

No tenga miedo de negociar beneficios con la compañía de seguros. Su persona de contacto algunas veces puede redefinir un servicio que su hijo necesite y que sea cubierto por el seguro.

> *Nuestra compañía de seguros cubría un 100 por ciento los medicamentos de mantenimiento solo si el paciente las necesita por el resto de su vida. Los medicamentos de Cristina solo los necesitaría por dos años pero eran muy caros. Yo le pregunté a mi persona de contacto que me ayudara y ella pidió esto a los que toman las decisiones. Ellos nos hicieron una excepción y nos cubrieron todo el costo de sus medicamentos de mantenimiento.*

Desafiando un reclamo

Usted puede obtener el máximo de sus beneficios de su póliza de seguros llevando registros correctos y desafiando cualquier error que su proveedor niegue.

- Haga fotocopias de todo lo que envíe a su compañía de seguro, incluyendo reclamos, cartas y cuentas.
- Haga los pagos con cheques y mantenga todos los cheques cancelados.
- Mantenga toda la correspondencia que reciba de cuentas por pagar y de la compañía de seguros.
- Escriba la fecha y el nombre de la persona contactada y detalles de la conversación relacionada con el seguro.
- Mantenga registros correctos de todos los gastos médicos y de todos los reclamos que haga.

Personas que tienen póliza de seguro tienen el derecho de apelar reclamos que el seguro niegue.

- Mantenga documentos originales en sus archivos y envíe fotocopias a la compañía de seguros con una carta diciendo porque usted piensa que el reclamo debe ser cubierto. Demande una respuesta por escrito.

- Hable con su comisionado de seguros del estado (u otro oficial con obligaciones similares) para aprender como hacer una queja. Entérese que tanto poder tiene el estado para ayudarle a resolver una disputa.

- Contacte su delegación congresional. Todos los senadores y miembros de la casa de representativos tienen miembros del personal que pueden ayudar con problemas.

- Lleve su reclamo a cortes de casos pequeños o emplee un abogado especializado en asuntos de seguros para que demande a la compañía de seguros si usted hizo todo lo que pudo para resolverlo de otra forma.

No tenga miedo de hacer preguntas y sea persistente.

> *Mi hija fue a la clínica cada tres meses para exámenes y medicamentos por intravenosa. Sobre dos años, cada cuenta era diferente, desde $329 a $740, por ¡tratamientos idénticos! Yo le dije a la compañía de seguros que no pagará ninguna cuenta hasta que yo confirmará sus correcciones. Yo le hablé al supervisor de cuentas muchas veces hasta que estuve al principio de la lista. Yo siempre traté de estar tranquilo y nos reíamos mucho. Ella paró de investigar cada problema y solo borró los cargos de la computadora. Pero me indigné por el tiempo y energía que tomó el constante corregir de errores.*

CAPITULO 19

Fuentes de ayuda financiera

LAS FUENTES DE AYUDA FINANCIERA VARIAN de estado a estado y de ciudad a ciudad. Para encontrar posibles fuentes, pregúntele a la trabajadora social del hospital para que le ayude. Algunos hospitales tienen enfermeras de la comunidad o trabajadores de casos que le pueden indicar una posible fuente de asistencia.

Políticas del hospital

Si usted no pudo pagar las cuentas del hospital, no deje que sus cuentas vayan a una agencia de colección o no saque un préstamo grande para el pago de las cuentas. Pregúntele a la trabajadora social del hospital para que le haga una cita con la persona apropiada para discutir la política de la asistencia financiera del hospital. Muchos hospitales rebajan el porcentaje del costo del cuidado si el paciente no tiene seguro o está por debajo de cobertura del seguro.

Seguro Suplemental por Ingresos

El Seguro Suplemental por Ingreso (SSI) es una fuente de ayuda financiera basada en los ingresos familiares. La administración de la agencia del seguro social administra el programa. Los que reciben esta ayuda deben estar enfermos, ciegos o deshabilitados, de una familia de bajos ingresos. Los niños con algún tipo de enfermedades o lesiones pueden calificar como deshabilitados para este programa, haciéndolos elegibles para ayuda mensual si los ingresos familiares son lo suficientemente bajos.

Para saber si su hijo califica, vea en la guía de teléfonos bajo el nombre de "United States Government" para el "Social Security Administration." Pida hablar con alguien para la elegibilidad de recibir SSI. Si es elegible, tendrá que ir a la oficina más cercana para aplicar. Si esto le cuesta trabajo, la persona que llevará el caso tomará su solicitud por teléfono.

Medicaid

Los gobiernos del estado administran Medicaid y el gobierno federal paga una porción. Las reglas para ser elegible varían de estado a estado pero familias con seguros privados algunas veces son elegibles si altas cuentas del hospital son parcialmente cubiertas. Su departamento de servicio social local o del condado puede darle el número de teléfono de la oficina de Medicaid en su área.

En adición a la ayuda de pagar algunas cuentas hospitalarias, el Medicaid algunas veces le ayuda a pagar costos de transporte y medicamentos. Algunos estados cubren bajo las edades de veintiuno si han estado hospitalizados por mas de treinta días, sin importar los ingresos de los padres. Pida una lista detallada de los beneficios disponibles en su estado.

Programa de medicamentos gratis

Muchas compañías de medicamentos tienen programas que proveen de medicamentos gratis a pacientes con necesidades.

Los requerimientos de elegibilidad varían, pero la mayoría están disponibles para esos que no tienen cobertura de programas de seguros privados o públicos. Dígale a su médico que pida, en papel membretado, una copia gratis del directorio de asistencia al paciente de la industria farmacéutica de:

Pharmaceutical Manufacturers Association
Línea gratis para especialistas: (800) PMA-INFO
http://www.phrma.org/patients

Organizaciones de servicio

Muchas organizaciones de servicios ayudan a familias en necesidades. Pueden proveer trasporte, equipo especial o alimentación. Muchas veces, todo lo que las familias tienen que hacer es describir su apuro y un buen samaritano aparece. Algunas organizaciones que posiblemente tengan agencia en su comunidad son; American Legion; Elks Club; organizaciones fraternales como Masons, Jaycees, Kiwanis Club, Knights of Columbus, Lions, Rotary; United Way; Veterans of Foreign Wars; e iglesias de todas las denominaciones. Organizaciones filantrópicas locales también pueden ayudar a familias necesitadas en muchas comunidades. Para hallarlas, llame al departamento de salud local, hable con el trabajador social y pídale ayuda.

Fondos creados y ayuda especial

Muchas comunidades se concentran en un niño enfermo y organizan un fondo. La ayuda puede venir desde la recolección de latas en tiendas locales hasta una campaña bien organizada usando un canal local. El crear fondos tiene muchos peligros y usted debe tener cuidado de proteger la privacidad del niño enfermo. Si usted está pensando en comenzar un fondo, lea *A*

Special Way to Care de Sheila Peterson, enlistado en la sección de *English Resources* de este libro. Esta guía le dará consejos detallados, paso a paso para determinar las necesidades de la familia, encontrar beneficios, uso de la publicidad, como generar apoyo de la comunidad y como manejar el fondo creado.

CAPITULO 20

Mirando hacia atrás

LAS ESTADIAS EN EL HOSPITAL PUEDEN SER un reto físico y emocional para los niños, hermanos, padres, familias y amigos. Pero, enfrentando y tratando lo adverso vienen los cambios y muchas veces, el crecimiento. La docena de padres que compartieron sus historias en este libro descubrieron muchos beneficios y resultados positivos para todos los miembros de la familia.

Los niños que tienen estadías cortas o procedimientos fuera del hospital aprenden:

- El tipo de trabajo que los doctores y enfermeras hacen.
- Como trabajan sus cuerpos.
- El tipo de problemas médicos que otros niños enfrentan.
- Como manejar una experiencia difícil o dolorosa.

La vida de las familias de los niños que tienen largas o frecuentes hospitalizaciones muchas veces cambian para siempre. Esos padres, niños y hermanos describen muchos beneficios de sus experiencias que duran toda la vida.

- **Apreciación.** Mirando hacia atrás, muchos padres se reflejan en las personas que han conocido. Ellos describen a los niños con un valor increíble, padres que nunca olvidarán y los que dan ayuda que nunca paran de darla. Las personas que ellos conocen en los hospitales que sus situaciones fueron muy graves renuevan la apreciación por la vida. Ellos ahora aprecian las cosas pequeñas como: la sonrisa de sus hijos, el primer abrazo del día, el sol de la mañana. La vida se vuelve lenta y les gusta más.

- **Conciencia.** Los padres describen una increíble intensidad de las experiencias de la hospitalización de sus hijos. Una madre dijo, "Paso mucho, muy rápido y fue emocionalmente fuerte, que sentimos que estábamos en un verdadero drama de la vida desarrollado en una habitación del hospital." Las emociones que experimentan los niños y los padres igual cambia su conciencia de normal. La vida parece más llena y rica que en el pasado.

- **Enlazándose.** El compartir experiencias del hospital, día y noche, con su hijo puede crear un vinculo muy cercano. Les da a los padres y a los hijos tiempo juntos, de hablar, de jugar y a veces de reír. Los niños se dan cuenta de lo mucho que los padres los quieren y los padres muchas veces se vuelven más apegados a sus hijos al solo compartir la habitación y a darles toda la atención.

- **Emociones.** Los padres comparten que la experiencia de pasar por una enfermedad seria y hospitalización hizo que sus emociones salieran a flote. Ellos lloran más y se ríen más fuerte. Ellos aprendieron a hacer que todos los días cuenten y que maravillosos recuerdos salgan de cosas pequeñas y que la familia los comparta. Los abrazos se vuelven valiosos y muchos años después, se siguen abrazando mucho más. Ellos aprendieron a demostrar a la gente de cuanto se preocupan.

- **Entendimiento del sistema médico.** Cualquier envolvimiento con el sistema médico aumenta el saber de los padres e hijos. Estas personas involucradas por periodos largos se vuelven maestros al trabajar efectivamente con el sistema médico. Casi siempre, ellos se vuelven guías de amigos o familiares que hablan por consejos y apoyo. Ellos no tienen miedo al hospital, ellos entienden porque y como trabajan las cosas y ellos usan esto que han aprendido para ayudar a otros.

- **Conocimiento acerca de enfermedades y lesiones.** Los padres e hijos aprenden mucho acerca de las enfermedades, de la muerte, generosidad y de formas de ayudar a personas que sufren. Ellos desarrollan una verdadera compasión de sus experiencias en el hospital y de los amigos que hicieron allí. Muchos niños que soportaron hospitalizaciones largas, así como los hermanos, planean una carrera en la profesión de ayudar. Puede transformar sus vidas.

- **Confianza.** La confianza de "haber estado allí y haberlo logrado" honra las habilidades de los niños y a los padres la habilidad de ayudar a otros en crisis. Ellos saben la forma correcta de decir las cosas y de hacerlas cuando un amigo está en el hospital. Ellos se sienten cómodos visitando el hospital, hablando con los doctores, ofreciéndose para ayudar y enviando cartas de apoyo. Su capacidad médica es muy alta.

Los mejores deseos para una experiencia positiva en el hospital para usted, sus hijos y su familia. Que su hijo esté muy bien preparado, cordialmente tratado y que se cure de la enfermedad o lesión y se vaya a casa pronto.

Mi diario del hospital

Mi nombre: _____

_____

_____

La fecha que vine al hospital: _____

_____

_____

Nombre del hospital: _____

_____

_____

Antes de venir al hospital

Como pensé que seria: _____

_____

_____

_____

_____

Que me dijéron mis padres: _____

_____

_____

_____

El recorrido al hospital: _____

_____

_____

Que empaqué: _____

_____

_____

_____

_____

Mi habitación

El número de mi habitación: _____

Mi cama: _____

Que veía por la ventana: _____

_____

_____

_____

_____

_____

Como decoré mi habitación: _____

_____

_____

_____

_____

_____

_____

_____

Porque estoy en el hospital

Como lo describieron mis padres: _____

_____

_____

_____

_____

Como lo describió mi doctor: _____

_____

_____

_____

_____

Que pienso yo: _____

_____

_____

_____

_____

_____

_____

Mi (s) doctor (es)

El nombre de mi doctor: _____

_____

Como lo llamo: _____

_____

_____

Lo que más me gusta de mi doctor: _____

_____

_____

Algo que no me gusta de mi doctor: _____

_____

_____

Mi doctor escribe una nota: _____

_____

_____

_____

_____

Mis enfermeras

El nombre de mis enfermeras: _____

_____

_____

Como les llamo: _____

_____

_____

Lo que más me gusta de mis enfermeras: _____

_____

_____

Algo que no me gusta: _____

_____

_____

Mis enfermeras escriben una nota: _____

_____

_____

_____

_____

Mi (s) compañero (s) de habitación

El nombre de mi compañero de habitación: _____

_____

_____

Porque mi compañero de habitación esta en el hospital: _____

_____

Donde vive mi compañero de habitación: _____

_____

_____

Que me gusta de compartir mi habitación: _____

_____

_____

_____

Que es lo que no me gusta: _____

_____

_____

_____

Mi escuela

El nombre de mi maestra: _____

_____

Mi mejor amigo en la escuela: _____

_____

_____

Mi clase favorita: _____

_____

_____

Como mi clase sabra que estoy en el hospital:

_____

_____

Cuantos días de escuela estoy perdiendo: _____

_____

_____

Como hago mis tareas: _____

_____

_____

_____

Personas que me enviaron tarjetas o regalos

_____

_____

_____

_____

_____

_____

_____

_____

_____

_____

_____

_____

_____

Lista de firmas
de amigos

_____

_____

_____

_____

_____

_____

_____

_____

_____

_____

_____

_____

_____

_____

_____

_____

Lista de firma
de familiares

_____

_____

_____

_____

_____

_____

_____

_____

_____

_____

_____

_____

_____

_____

_____

Alimentos en el hospital

Que ordeno de comer: _____

_____

Mi desayuno favorito: _____

_____

Mi almuerzo favorito: _____

_____

Mi cena favorita: _____

_____

Comida del hospital que no me gusta: _____

_____

_____

Como el comer en el hospital es diferente de comer en casa: _____

_____

_____

Comida que no puedo comer: _____

_____

Otros lugares en los que he estado en el hospital

___ *Sala de espera*

___ *Tienda de regalos*

___ *Cafetería*

___ *Cuarto de juegos*

___ *Elevador*

___ *Cuarto de operaciones*

___ *Cuarto de recuperación*

___ *Estación de enfermeras*

___ *Cuarto de rayos X*

Otros: _____

_____

_____

_____

_____

_____

Que sucede por la noche en el hospital

Como se escucha: _____

_____

_____

_____

Cuando llegan las enfermeras: _____

_____

_____

_____

Que hacen las enfermeras por la noche: _____

_____

_____

_____

Que me gusta: _____

_____

_____

Que no me gusta: _____

_____

Que extraño de mi casa

Mi hermano (s): _____

_____

_____

Mi hermana (s): _____

_____

_____

Mis mascotas: _____

_____

Mis amigos: _____

_____

Mi cama: _____

_____

¿Qué mas? _____

_____

_____

_____

_____

Jugando en el hospital

Como juego en mi habitación: _____

_____

_____

Como es el cuarto de juegos del hospital: _____

_____

_____

Como voy al cuarto de juegos: _____

_____

_____

Quien ayuda a los niños en el cuarto de juegos:

_____

_____

Que juguetes hay: _____

_____

_____

Otros niños que conocí en el cuarto de juegos:

_____

_____

Medicamentos

Pastillas que tengo que tomar: _____

_____

_____

Como saben las pastillas: _____

_____

_____

Medicamentos liquidos que tomo: _____

_____

_____

Como saben: _____

_____

_____

Cada cuanto tomo medicamentos: _____

_____

Medicamentos que tengo que llevar a casa: _____

_____

Como me siento por los medicamentos: _____

_____

Exámenes en el hospital

___CAT scan *(Tomografía axial computarizada)*

___*Rayos X*

___*Sacado de sangre*

Otros: _____

_____

Exámen que más me gusta: _____

_____

_____

Exámen que no me gusta: _____

_____

_____

Regalos que recibo: _____

_____

_____

_____

_____

Operación

Para que es mi operación: _____

_____

_____

Donde está la cicatriz: _____

_____

Como se ven los vendajes: _____

_____

_____

Cuanto tiempo tomó la operación: _____

_____

El nombre de mi cirujano: _____

_____

Que recuerdo: _____

_____

_____

_____

_____

Regresando a casa

El día que deje el hospital: _____

_____

_____

Cuanto tiempo estuve: _____

_____

_____

Como me siento al irme: _____

_____

_____

Quien me llevó a casa: _____

_____

_____

Como fui de mi habitación a la puerta principal:

_____

_____

Como estaba afuera: _____

_____

_____

Recuerdos

Que es lo que más recuerdo: _____

_____

_____

_____

_____

_____

_____

_____

Como me sentiría si tuviera que ir al hospital de

nuevo: _____

_____

_____

_____

_____

_____

_____

Lista de empaque

Ropa
___ camisas

___ pantalones

___ ropa interior

___ pijamas

___ bata de baño

___ pantuflas

___ zapatos

___ calcetines

Para la habitación
___ frazadas

___ sobre cama

___ almohada confortable

___ reloj

___ fotos de la familia, amigos y mascotas

___ carteles

___ cinta adhesiva para colgar fotos y carteles

___ globos/cintas colgantes/ papel crepe

___ libros para los padres

___ revistas

___ objetos de escritorio y estampillas

___ cuaderno de direcciones

___ bocadillos y bebidas

___ lámpara de mesa

___ linterna

Juguetes
___ peluches

___ muñecas

___ libros infantiles

___ cartas de juego

___ juegos de mesa

___ rompecabezas

___ títeres

___ proyectos de arte

___ cintas de video

___ tocadora de discos compactos

___ audio cintas o discos compactos

___ pistola de agua

___ plumas, lápices, papel

___ materiales de arte:
marcadores, pinturas
y crayones

___ juegos manuales de
computadora

___ baterías extras o
cargadores

___ libros en audio cintas

___ libros cómicos

Accesorios de higiene

___ anteojos

___ cepillo dental

___ pasta dental

___ hilo dental

___ pañuelos de papel

___ loción de cuerpo

___ polvos

___ champú/acondicionador

___ jabón

___ cepillo de pelo/peine

___ cortador de uñas

___ tapón para los oídos

Misceláneos

___ alimentos

___ cámara filmadora y
película

___ dinero

___ materiales para costura

___ ganchos

___ termo para agua caliente

___ cámara fotográfica y
película

___ tarjetas telefónicas

Recursos

Los recursos en español fueron reunidos y evaluados por los Tercero y por bibliotecarias bilingues de la biblioteca de salud PlaneTree.

Libros para niños

Bawin, Marie-Aline. *Tom en el hospital.* Barcelona, España: Con-Bel., 1998.

Bayley, Debbie. *El hospital.* Willowdale, Ontario: Annick Press, 2000.

Bridwell, Norman. *Clifford visita el hospital.* New York: Scholastic, 2000.

Gerson, Sara. *El hospital.* México, D.F.: Editorial Trillas, 1999.

Nelson, Jo Anne. *Cuando me siento mal.* Bothell, WA: Wright Group, 1995.

Stone, Bernard. *Operación ratón: un cuento.* México, D.F.: Fondo de Cultura Económica, 1993.

Libros para niños más grandes y adolescentes

Mayer, Gloria, and Ann Kuklierus. *Que hacer para la salud de los adolescentes.* Whittier, CA: Institute for Healthcare Advancement, 2000.

Mayer, Gloria. *Que hacer cuando su niño se enferme.* Whittier, CA: Institute for Healthcare Advancement, 2000

Ready, Dee. *Doctores y doctoras.* Mankato, MN: Bridgestone Books, 1999.

Libros, videos y sitios de Internet para padres

Aprendiendo acerca de tu operación. Vídeo cinta. Leonard Z. Lion enseña a su amigo Pedro que ocurre antes y después de una operación. Disponible en *www.universalhealthonline.com.*

Boston Children's Medical Center y Richard I. Feinbloom. *Enciclopedia de la salud del niño: guía completa para padres de familia.* México: Diana, 1979.

Equipo editorial. *Los hijos discapacitados y la familia.* México, 1998. Esta librería ofrece materials en español y ha creado una colección especial que ofrece muchos de los libros que se citan en esta sección de recursos. Usted puede preguntar como ordenar estos libros por teléfono o correo electrónico.

Haller, J. Alex. Redactor. *El niño hospitalizado y su familia.* México: Al Ateneo, 1978.

Mandelbaum, Susana. *Vamos al hospital: Guía para preparar a su hijo para una internación.* Buenos Aires, Argentina: Libros de Quirquincho, 1988.

Peace, John. *Berrinches enfados y pataletas: soluciones para ayudar a tu hijo a enfrentarse a emociones.* Barcelona, España: Ediciones Paidos, 1995.

Spock, Benjamin. *El cuidado de su hijo del Dr. Spock.* New York: Pocket Books, 1992.

Libros para reducir la tensión

Armendáriz Ramirez, Rubén. *En busca de la sonrisa interior.* México: 1997.

Garth, Maureen. *Meditaciones para niños vol.1.* España: Oniro, 1998.

Garth, Maureen. *Meditaciones para niños vol.2.* España: Oniro, 1998.

Organizaciones de ayuda

Centro de referencia e información para padres de Stanford Hospital & Clinics Lucile Packard Children's Hospital.
(650) 498-KIDS o (800) 690-2282.

La casa del libro
973 Valencia St.
San Francisco, CA 94110
(415) 285-1145
casalibro@aol.com
http://www.booksonwings.com

Librería que ofrece materiales en español. (Esta libreria tiene muchos de los libros que se citan en esta sección de recursos. Usted puede preguntar como ordenar estos libros por teléfono o correo electrónico.)

Mejorando la calidad de la atención medica
http://www.ahrq.gov/consumer/qntlitesp/index.htm

Shriner's Hospitals for Children
2900 Rocky Point Drive
Tampa, FL 33607
(800) 237-5055 (US)
(800) 361-7256 (Canada)
http://www.shrinershq.org

Veintidos hospitales que proveen cuidado médico experto para niños con problemas ortopedicos y problemas de quemaduras.

Ingreso suplementario de salud para niños discapacitados

Proyecto Zebley
(800) 523-0000
http://www.fathersnetwork.org

Programa del gobierno federal que provee dinero y asistencia médica a niños elegibles con desabilidades.

English Resources

English language resources are included for families with an English-speaking relative or advocate.

Books for children

Alsop, Peter. *In the Hospital*. (book and cassette) Moose School Records, 1989.

Hautzig, Deborah. *A Visit to the Sesame Street Hospital*. New York: Random House, 1985.

Jennings, Sharon. *Franklin Goes to the Hospital*. New York: Scholastic, 2000.

Rey, Margaret, and H. A. Rey. *Curious George Goes to the Hospital*. New York: Houghton Mifflin, 1973.

Rockwell, Anne, and Harlow Rockwell. *The Emergency Room*. New York: MacMillan, 1985.

Rogers, Fred. *Going to the Hospital*. New York: G. P. Putnam's Sons, 1997.

Books for siblings

Duncan, Debbie. *When Molly Was in the Hospital: A Book for Brothers and Sisters of Hospitalized Children*. Minimed Series, Volume 1. Windsor, CA: Rayve Productions, 1994.

Peterkin, Alan. *What About Me? When Brothers and Sisters Get Sick*. Washington, DC: Magination Press, 1992.

Videotapes for children

Operation Sneak-A-Peek. 20 minutes. Helps children feel more comfortable and safe in a hospital environment. Puppets take children on a comforting and humorous tour of the operating and recovery rooms. Aquarius Healthcare Videos (888) 420-2963, *http://www. aquariusproductions.com*.

Books and videos for parents

Jampolsky, Gerald. *Advice to Doctors and Other Big People from Kids.* Celestial Arts, 1991. To order call: (415) 435-5022.

Keene, Nancy. *Working with Your Doctor: Getting the Healthcare You Deserve.* Sebastopol, CA: O'Reilly & Associates, Inc., 1998.

Kuttner, Leora, Ph.D. *A Child in Pain: How to Help, What to Do.* Point Roberts, WA: Hartley & Marks, 1996.

Kuttner, Leora, Ph.D. *No Fears, No Tears.* Videotape. Available through Fanlight Distributors: (800) 937-4113, or send email to: *sandy@ fanlight.com.*

Kuttner, Leora, Ph.D. *No Fears, No Tears—13 Years Later.* Videotape. To order, fax your request to: (604) 294-9986, or send email to: *leora_ kuttner@sfu.ca.*

Lewis, Sheldon, and Sheila Lewis. *Stress Proofing Your Child: Mind-Body Exercises to Enhance Your Child's Health.* New York: Bantam Books, 1996.

O'Connell, Avice, and Norma Leone. *Your Child and X-Rays: A Parents' Guide to Radiation and Other Imaging Procedures.* Rochester, NY: Lion Press, 1988.

Peterson, Sheila. *A Special Way to Care.* 1988. Available from: Friends of Karen, Box 217, Croton Falls, NY, 10519.

Why Mine? A Book for Parents Whose Child Is Seriously Ill. Omaha, NE: Centering Corporation, 1981. To order, call (402) 553-1200.

Helpful organizations

Places to stay near hospitals

National Association of Hospital Hospitality Houses
(800) 542-9730

Provides referrals to free or low-cost lodging near medical facilities.

Ronald McDonald Houses
One Kroc Drive
Oak Brook, IL 60523
http://www.rmhc.com
(312) 729-4000

Provides free or low-cost housing close to hospitals in many major cities for ill children and their families.

Free air travel

AirLifeline
(877) AIR-LIFE
http://www.airlifeline.org

AirLifeLine is a national non-profit charitable organization of over 1,500 private pilots who fly ambulatory patients who cannot afford the cost of travel to medical facilities for diagnosis and treatment.

PatientTravel.org
24-hour hot line: (800) 296-1217
http://www.patienttravel.org

Specialists refer callers to the most appropriate, cost-effective charitable or commercial services, including volunteer pilot organizations and special airline transport programs.

Free medical care

St. Jude Children's Research Hospital
332 North Lauderdale Street
Memphis, TN 38101
(901) 495-3300
http://www.stjude.org

Treats more than 4,000 children yearly for catastrophic childhood illnesses including cancer, acquired and inherited immunodeficiencies, and genetic disorders. St. Jude was founded by Danny Thomas in 1962, and is funded by The American Lebanese Syrian Associated Charities (ALSAC). All costs of care beyond those reimbursable by third party payments are covered (including transportation and local living expenses).

Shriner's Hospitals for Children
2900 Rocky Point Drive
Tampa, FL 33607
(800) 237-5055 (US)
(800) 361-7256 (Canada)
http://www.shrinershq.org

Twenty-two hospitals that provide expert free medical care for children with orthopedic problems and burn-related conditions.

Stress reduction

The Academy for Guided Imagery
P.O. Box 2070
Mill Valley, CA 94942
(800) 726-2070
http://www.interactiveimagery.com

This organization trains health professionals to use interactive guided imagery with their patients and clients. Self care books and tapes on guided imagery are available for sale. They can assist with locating a professional in your area to help your child learn visualization.

The American Society of Clinical Hypnosis
130 East Elm Court, Suite 201
Roselle, IL 60172-2000
(630) 980-4740
http://www.asch.net

A membership organization for doctors, psychologists, and dentists who use hypnosis in their practices. For referral to a local member, send request with a self-addressed stamped envelope.

Starbright Foundation
11835 West Olympic Boulevard., Suite 500
Los Angeles, CA 90064
(310) 479-1212
http://www.starbright.org

STARBRIGHT is a nonprofit organization that creates and distributes programs for seriously ill children including STARBRIGHT Videos with Attitude, a video series for teens about communicating with healthcare professionals, returning to school, and coping with frequent and prolonged hospitalization.

Colaboradores

Brenda Andrews, L.S. Auth, Jodie Barbour, Robin B., Sue Brooks, Edie Cardwell, Carolyn J. Casey, Alicia Cauley, Wendy Corder Dowhower, Debra Ethier, S. Farringer, Lisa Hall, Connie Higbee-Jones, Chris Hurley, Missy Layfield, Deirdre McCarthy-King, Sara McDonnall, Wendy Mitchell, Amanda Moodie, Ann and Mark Newman, Robin Aspman-O'Callahan, Tim and Christina O'Reilly, Carrie Beth Parigrew, M. Clare Paris, Sandra L. Pilant, Mary C. Riecke, Jennifer M. Rohloff, Sheila Sandiford, Carol Schuette, Brenna Scoville, Scott and Richelle Shields, Cathi Poer Smith, Carl and Diane Snedeker, Ralene Walls, Emily Weiner, Kimbra Suzanne Wilder, Jean Wilkinson, Ellen Zimmerman.

Acerca de la autora

Nancy Keene es una de las pioneras de las series de Patient-Centered Guides. Ella ha estado envuelta en el mundo médico por más de dos décadas dando cuidados a otras personas y cómo paciente. La hija de Nancy, Kathryn fue diagnosticada con leucemia linfoblástica aguda de alto riesgo cuando tenía tres años de edad. Nancy brindo apoyo y defendió a Kathryn durante los dos años que estuvo en un tratamiento intenso. Kathryn tiene ahora 14 años de edad.

Además de *Ayudando a su Hijo en el Hospital,* Nancy también escribió *Childhood Leukemia: A Guide for Families, Friends, and Caregivers,* La cual combina información técnica con historias de más de 100 padres, niños con cáncer y sus hermanos. Ella también es la autora de *Working with Your Doctor: Getting the Healthcare You Deserve* y coautora de *Childhood Cancer Survivors: A Practical Guide to Your Future* y *Childhood Cancer: A Parent's Guide to Solid Tumor Cancers.*

Nancy fue la presidenta del comité de ayuda a pacientes del Children's Cancer Group, una organización de investigación que consiste en especialistas de Oncología pediátrica en Estados Unidos, Canadá, y Australia. Ella también fue la presidenta del comité de ayuda a pacientes en el Children's Oncology Group, un consorcio de investigadores de más de 230 instituciones que tratan a niños con cáncer.

Nancy vive en Virginia y está ocupada escribiendo, editando y criando a sus dos hijas. Ella pasa tiempo considerable hablando con padres de niños que recientemente han sido diagnosticados con cáncer y es una defensora incansable de los derechos médicos de los niños.

Acerca de los traductores

Mario y Oralia Tercero, el matrimonio de traductores, se conocieron mientras asistian a la universidad en su pais de origen Honduras. Al mismo tiempo que iba a la universidad Oralia trabajaba para un proyecto gubernamental de prevención de enfermedades y tambien trabajó en una organización de salud.

Mario vivió durante algunos años en el area de San Jose, California, donde se graduó de una escuela secundaria antes de regresar a Honduras. La traducción anterior que Mario realizó del ingles al español incluyó manuales de entrenamiento y presentaciones corporativas para una empresa multinacional hondureña.

Dos semanas despues de que los Tercero arrivaron a California, Oralia fue referida a la biblioteca de salud PlaneTree por una biblioteca pública donde fue a buscar información médica. Empezando un voluntariado en PlaneTree y convirtiendose en parte del personal al momento de abrise una posición en dos de las localidades bilingues (ingles-español). "Ahora que trabajo en bibliotecas de salud, veo cada dia que la gente tiene muchas preguntas y deben aprender a hacerlas. Nosotros necesitamos involucrarnos más en nuestra salud."

Los Tercero disfrutaron mucho de este proyecto de traducción, incluyendo el reto de usar palabras y terminos en español que puedan ser facilmente entendibles por la diversidad de culturas latinas. "Sabemos que este libro será de mucha ayuda para las familias que están preocupadas por sus hijos enfermos. Incluso, por experiencia personal, este libro será de ayuda para pacientes adultos tambien."

Los Tercero agradecen de forma especial la colaboración de la trabajadora social Rita Tercero quien trabaja en una organización no lucrativa donde ayudan a individuos y familias latinas. Tambien, nosotros apreciamos la oportunidad que PlaneTree nos ha brindado y sobre todo, a O'Reilly por reconocer que este libro tan importante necesita estar disponible para muchas familias.

Acerca de PlaneTree

La traducción en español de *Ayudando a su Hijo en el Hospital* fue provista por medio de la biblioteca de salud PlaneTree en San Jose, una biblioteca de salud comunitaria que brinda información culturalmente competente para el consumidor. Comenzando a servir a la diversa población del Silicon Valley en 1989. La colección de información de salud y médica incluye materiales en español y vietmamese y tiene asistencia bilingue disponible. El servicio de traducción de PlaneTree incluye una serie de hojas de información de condiciones y procedimientos médicos asi como otros materiales en el campo del cuidado de la salud. Con apoyo de la National Library of Medicine, la biblioteca comenzo una sección "en español" con acceso directo para revisar información de salud en español en *www.planetreesanjose.org*.

PlaneTree en San Jose actualmente es operada y parcialmente fundada por The Health Trust (*www.healthtrust.org*). Al transcurso de los años PlaneTree ha enfocado su misión de educar y promover el cuidado de la salud de los consumidores. En sociedad con otras organizaciones de la comunidad, PlaneTree diseño cuatro sucursales para servir a poblaciones para quienes el acceso al cuidado de la salud e información médica tiene multiples barreras. Por un lado, los servicios de la biblioteca de salud están integrados con muchos otros servicios para las familias en un floreciente centro comunitario en un vecindario de bajos ingresos principalmente de habla hispana. Otra sucursal que brinda recursos de PlaneTree está en la biblioteca de una escuela secundaria de estudiantes interesados en la carrera de medicina y disponible para los adultos que asisten a clases de ingles como segunda lengua (ESL) por las tardes.

En dos sucursales de PlaneTree se brindan servicios de tutoria individual y en grupo para mejorar la habilidad de lectura y escritura. En estos lugares, la colección de la biblioteca tiene distintos materiales de salud para los nuevos lectores adultos. PlaneTree desarrollo estas sucursales en sociedad con el servicio de literatura para adultos del sistema de bibliotecas del condado, como una respuesta local de la "American Medical Association's" que estima que la habilidad de literatura baja tiene un costo de 73 billones de dolares anuales.

La organización para consumidores de la salud PlaneTree fue fundada en San Francisco en 1978 y la primera biblioteca de salud PlaneTree, un concepto poco claro en ese momento, abrio sus puertas en 1981. Más de 50 hospitales y 20 bibliotecas están afiliadas con la organización nacional, ahora con la oficina principal en Connecticut. Las bibliotecarias de PlaneTree son líderes en el movimiento de salud del consumidor en todo el pais. Para mayor información, contacte PlaneTree, Inc. al (203) 732-1365 o al *www.planetree.org.*

Colophon

Patient-Centered Guides are about the experience of illness. They contain personal stories as well as a combination of practical and medical information.

The cover of *Ayudando a su Hijo en el Hospital* was designed by Kristen Throop of Combustion Creative. The warm colors and quilt-like patterns are intended to convey a sense of comfort. The use of repetitive patterning was inspired by tile work seen by the designer on a trip to Turkey. The layout was created on a Macintosh using Quark 4.0. Fonts in the design are: Berkeley, Coronet, GillSans, Minion Ornaments, Throhand, and Univers Ultra Condensed. The design was built with tints of three PMS colors.

Rad Proctor designed the interior layout for the book based on a series design by Nancy Priest and Edie Freedman. The interior fonts are Berkeley and Franklin Gothic. The text was prepared using FrameMaker.

The book was copyedited by Susan Gall and proofread by Nancy Chavez. Tom Dorsaneo conducted quality assurance checks. Interior composition was done by Rad Proctor.